AF222232

Das Migräne-Puzzle

Stationen einer erfolgreichen Selbst-Therapie

C. Wallraven

Bibliografische Information Der Deutschen Bibliothek:

Die Deutsche Bibliothek verzeichnet diese Publikation in der
Deutschen Nationalbibliografie; detaillierte bibliografische Daten
sind im Internet über http://dnb.ddb.de abrufbar.

Impressum
© 2., erweiterte Auflage Januar 2005   C. Wallraven
Herstellung und Verlag: Books on Demand GmbH, Norderstedt
ISBN 3-8334-1741-2

Inhalt des Migräne-Puzzles

AUF DEM RÜCKZUG

TEILESAMMLUNG

Zufälle

Erfahrungen

Informationen

Gedankenspiele

Erste Spuren

„Du rempelst!" Ich stutzte. Die Antwort auf diese lapidare Bemerkung blieb zwischen meinen Zähnen stecken, etwas hielt mich zurück.

Schweigend trabte ich neben meinem Mann her. Bevor ich aus Überzeugung ein „Ich remple doch nicht" zurückgeben konnte, wollte ich Gewissheit. Die nächsten hundert Schritte achtete ich sorgfältig darauf, ob ich in der Spur blieb oder nicht. Ich blieb!

Also: „Ich remple ni..." – Deng –

Sein langgezogenes „Doch" war unnötig, das Echo in der Schulter konnte ich noch spüren. Den Großteil unseres Rückweges verbrachte ich wieder schweigend. Ich suchte nach einer Erklärung: „Wenn ich den Mund halte, halte ich auch die Spur. Kaum, dass ich mich auf die zusätzliche Sprache konzentrieren will, reicht die Konzentration nicht mehr zum Geradeauslaufen. Es könnte an meiner Gehbehinderung liegen. Um nicht zu stolpern, werde ich sicher mehr auf's Laufen achten müssen als andere."

Fürs Erste begnügte ich mich mit dieser Antwort und schilderte meinem Mann das Resultat der Überlegungen:

– Deng – Deng – Deng –

Sein verständnisvolles „Ach so" signalisierte mir, dass mein Rempeln nun nachvollziehbar, aber wohl nicht zu ändern war.

Trotzdem, zufrieden war ich nicht. Irgendetwas steckte da noch hinter.

Bloß was?

Dass ich an diesem Tag das erste Teilchen eines Puzzles auf der Straße gefunden hatte, war mir nicht bewusst.

Aber es ging weiter ...

Schritt für Schritt

Die Nachricht, dass der Kurs ausfallen sollte, hatte mich nicht mehr erreicht. So stand ich allein im Gymnastikraum des Sport-studios.

„Wenn ich schon einmal da bin, könnte ich den Raum auch für mich allein nutzen."
Etwas lustlos ging ich auf die Spiegelwand zu. Was ich da sah, gefiel mir gar nicht. Ich schwankte seltsam hin und her, zur einen Seite mehr als zur anderen. Wäre jemand neben mir gelaufen, ich hätte ihn angerempelt!

Ich beschloss, die Gelegenheit zu nutzen, und versuchte herauszufinden, wie dieser merkwürdige Gang zustande gekommen sein könnte.

Konzentriert ging ich wieder auf mein Spiegelbild zu und es passierte: Nichts!

Kein besonderer Ausschlag zu irgendeiner Seite. Also musste ich mich überlisten. Meine nächste Aufgabe lautete: Laut multiplizieren und dabei laufen! Na bitte, ich schwankte wieder. Und ich schwankte um so mehr, je langsamer ich lief.

Das Bild, das ich bot, war ungewohnt. Mein Gang erinnerte an Leichtmatrose Hein auf Landgang. Das Körpergefühl beim Laufen war jedoch vertraut. Daraus schloss ich, dass ich vermutlich immer in dieser Art gelaufen war und versuchte mich an einer Gegenprobe.

„Wenn ich nun versuchen würde, ohne Schwankungen langsam zu laufen, müsste das Körpergefühl fremd sein."

Um auszuschließen, dass ich mein Schwanken durch eine Veränderung des Abstandes von einem Fuß zum anderen ausgleichen konnte, nahm ich die Fugen im Parkettboden als Richtschnur für einen gleichbleibenden Abstand. Die Füße etwa hüftbreit auseinander, marschierte ich los.

Von fremdem Körpergefühl konnte keine Rede sein, ohne zusätzliche Anstrengung konnte ich überhaupt nicht gerade laufen. Mir war, als wäre in dem Raum eine Bordsteinkante, auf der ich mit nur einem Bein entlang lief.

Also ließ ich Fugen Fugen sein und versuchte es nochmal. Ohne Berücksichtigung des Fußabstandes klappte es schon besser, aber im Spiegel sah ich wieder Hein.

Plötzlich ging die Tür auf. Der nächste Kurs wollte in den Raum. Aus den Augenwinkeln nahm ich eine Bewegung wahr und blickte zur Tür.

„Oh je", schoss es mir durch den Kopf, „bei der Haltung kann Gymnastik auf keinen Fall schaden." Kurz darauf: „Komisch, sie hat die gleiche Jogginghose wie ich." Gleichzeitig erkannte ich, dass jemand den dunklen Vorhang hinter der Glastür zugezogen hatte. Ich musste auch erkennen, dass es dieselbe Jogginghose war.

Es gab noch viel zu tun.

Wie schief ist schief?

Den Migräneanfall am nächsten Tag brachte ich zunächst nicht in Verbindung mit meinen Gangexperimenten vom Vorabend.

Erst als sich in der darauffolgenden Zeit die Anfälle nach den Gehexperimenten häuften, keimte eine Ahnung, dass die Migräne etwas mit meinem Gang und meiner Körperhaltung zu tun haben müsste.

Zwar fand ich diesen Gedanken zunächst nicht überzeugend, denn als Auslöser sind Fehlhaltungen bekannt, aber als Ursache wurden sie ausgeschlossen (1). Trotzdem begann ich, genau an diesem Punkt anzusetzen, denn selbst wenn dort nicht die Ursache für meine Migräne lag, konnte mir ein gleichmäßigerer Gang und eine geradere Haltung keinesfalls schaden.

Um herauszufinden, wie schief ich eigentlich dastand und vor allem seit wann, suchte ich nach alten Fotos. Um es kurz zu machen, ich fand mich stets in der unten stehenden Haltung wieder:

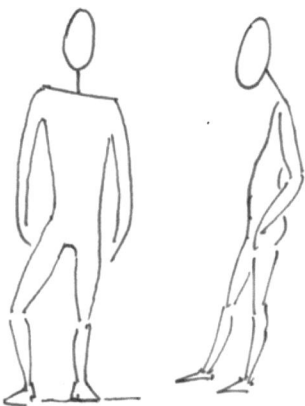

Nun war mir bekannt, dass eins meiner Beine länger als das andere war, aber die unterschiedliche Beinlänge genau zu beziffern, gestaltete sich von jeher schwierig. Als Teenager und junge Erwachsene hörte ich meist, dass man den Beinlängenunterschied kaum exakt messen könne und dass es auch gar nicht so viel ausmache. Schließlich kompensiere der Körper einen Unterschied von bis zu zwei Zentimetern ohne weiteres. Wie dieses Ausgleichen aussah, konnte mir damals leider keiner sagen.

Die Bordsteinkante im Fitnessraum noch in Erinnerung, kam ich auf die Idee, zunächst diesen Beinlängenunterschied auszugleichen.

Sämtliche Messversuche hier zu schildern, würde den Rahmen sprengen. Denn ob mit Beckenwaage, mit Maßband, ob im Stehen oder Sitzen, jede Messung brachte einen anderen Wert. Von null bis fünf Zentimetern war alles vertreten.

Es blieb nichts anderes übrig, als noch einmal von vorn anzufangen.

Das ungleichmäßige Pendeln war mir beim langsamen Gehen wie eine Balanceübung vorgekommen. Die Balance wiederum ist eine Frage des Gleichgewichts. Gleich-Gewicht? Und damit hatte ich einen neuen Ansatz:

Wenn ein Beinlängenunterschied dazu führte, dass ich mein Gewicht ungleichmäßig auf beide Beine verteilte, müssten zwei gleich lange Beine das Gewicht zu gleichen Teilen tragen.

Ich beschloss, den Beinlängenunterschied nicht mehr in Zentimetern, sondern in Kilo zu messen.

Das Ergebnis war beeindruckend, die Gewichtsverteilung betrug 1: 2. Nun wollte ich doch noch wissen, wie es sich anfühlen würde, beide Beine gleichmäßig zu belasten.
Als die Waage endlich eine vollkommen gleiche Verteilung anzeigte, war ich sicher, dass ich noch nie so gestanden hatte.

Obwohl dieses Ergebnis schon beeindruckend war, wollte ich ausschließen, lediglich das erwünschte Resultat erzielt zu haben. Ich suchte noch nach anderen Möglichkeiten mein Ungleichgewicht festzustellen oder zu widerlegen. Das Bild vom Hein auf Landgang brachte mich auf die Idee, das Pendeln des Ganges näher zu betrachten. Zwar schwankt jeder Mensch beim Gehen stets leicht hin und her, meinen deutlich stärkeren Ausschlag zu einer Seite fand ich jedoch ungewöhnlich.

„Wenn es schon um's Pendeln ging, warum nicht auch ein solches benutzen?", fragte ich mich und machte mich mit Lot und Schnur ans Werk.

Während das Lot auf der einen Seite gegen mein Schienbein stupfte, schwang es zur anderen Richtung vorm Schienbein her. Versuchte ich so zu laufen, dass es zu beiden Seiten gleich ausschlug, war wieder die Bordsteinkante aus dem Gymnastikraum da.

Es schien eine Frage der Gewichtsverlagerung zu sein. Also kombinierte ich Waage mit Lot.

Das Ergebnis war das Gleiche wie zuvor. Die Gewichtsverteilung betrug 1 : 2, wenn das Lot über der normalen Standlinie war, ein völlig ungewohntes Gefühl hingegen beim Lot auf der Mittellinie und gleichmäßiger Gewichtsverteilung.

Es galt also, eine Schuherhöhung zu finden, mit der ich ohne Anstrengung eine gleichmäßige Gewichtsverteilung erzielen konnte. Hierzu legte ich so lange Korkplättchen unter den Fuß, der die größere Last trug, bis die Waage eine 1 : 1 Verteilung bestätigte.

Gespannt auf meine nächsten Gehversuche, bastelte ich einen Probeschuh mit der ermittelten Sohlenhöhe. Erstaunt stellte ich fest, dass sich die Körperhaltung fast wie von selbst änderte.

Während sich sonst diese leichte Krümmung im Schulter-Nackenbereich ausbildete, stand ich plötzlich wie von einer Schnur hochgezogen gerade. Beim Laufen war die Bordsteinkante verschwunden. Auch das Pendeln war gleichmäßiger geworden.

Zufrieden hakte ich mein Haltungsproblem als gelöst ab. „Seltsam", dachte ich noch, „seit einigen Tagen hab' ich gar keine Migräne mehr." Murmelte: „Was soll's", und machte weiter.

Eines Abends jedoch war es soweit. Ich hatte den ganzen Tag in meinen normalen Schuhen verbracht und kam mit Migräne nach Hause. Innerlich schon auf einen erzwungen ruhigen Abend eingestellt, schlüpfte ich in meine Versuchssandalen. Nach kurzer Zeit stellte ich fest, dass ich weder lag noch über der Toilettenschüssel hing. Verwundert suchte ich die Übelkeit und die Samba-Combo in meinem Kopf. Sie waren verschwunden.

Von Fuß bis Kopf

Ich starrte auf meine Füße. Sollten die beiden etwa an meiner Migräne beteiligt sein?

Eigentlich wollte ich diese Vermutung sofort überprüfen und wieder auf den normalen Schuhen laufen. Stimmte der Verdacht, hätte es einen neuen Anfall bedeutet.

Ob der beim Wiederanziehen meiner Probesandalen ebenfalls verschwinden würde: Fraglich. An diesem Tag war ich zu feige für den Selbstversuch. Vielmehr schwänzte ich den Migräneanfall und genoss den freien Abend ...

Länger als einen Tag konnte ich die Neugier jedoch nicht in Schach halten und schritt tapfer auf meinen herkömmlichen Schuhen der nächsten Attacke entgegen. In den darauffolgenden Tagen und Wochen war ich verblüfft, dass sich das Resultat ohne weiteres wiederholen ließ.

Dieser einfache Mechanismus – gerade Körperhaltung: Keine Migräne, schiefe Körperhaltung: Migräne – ließ mich zögern. So einfach konnte es wohl nicht sein! Oder doch?

In der Folgezeit sog ich alles auf, was auch nur im Entferntesten mit Migräne zu tun hatte.

Ich las Entstehungstheorien. Es gab zwei Konkurrierende: Die vaskuläre Theorie, auf die Gefäße bezogen und die neuro-vaskuläre Theorie, die die Nerven einbezieht (2). Später kam noch eine Dritte hinzu, die neurologisch-verhaltens-medizinische Migränetheorie (1). Ich lernte, dass Migräne vererbt werden könnte, oder auch nicht. Ich erfuhr von Auslösefaktoren, den Triggern. Ich musste mich damit anfreunden, dass mein Hirn anders ticken sollte, es konnte sich nicht an Reize gewöhnen und lief darum stets auf Hochtouren.

Stressbelastbar war ich auch nicht. Entspannen sollte ein Fremdwort für mich sein. Ich sollte lernen, mich abzugrenzen; lernen, nein zu sagen!

Gut, das tat ich dann auch. Ich sagte:„Nein!", zu dieser unsortierten Sammlung einander scheinbar widersprechenden Einzelinformationen. Denn viel weiter war ich mit dem Haufen an Teilchen nicht gekommen.

Wie die Migräne quasi von den Füßen in den Kopf gelangen könnte, blieb ungeklärt. Erst ein Zufall sorgte dafür, dass ich meine gesammelten Puzzle-Teile wieder auspackte und neu sortierte.

Aus irgendeinem Grund hatte ich eine Hand an meinem Hals und bemerkte, wie verhärtet meine Halsmuskeln waren. Erinnerungen blitzten auf. Schon als Kind war mir aufgefallen, wie hart diese Muskeln waren. Als Erwachsene fand ich diese Verhärtungen zwar unangenehm, in Verbindung mit meiner Migräne brachte ich sie nicht. Nun hatte ich aber während der Suche nach Informationen, Hinweise darauf gefunden, dass Muskelverspannungen Auslöser von Migräneanfällen sein können (1).

Ich nahm mir vor, die Muskelverhärtungen mit Bewegungsbädern und Massagen loszuwerden, um damit einen der Auslöser von der Liste streichen zu können.

„Knirschen Sie mit den Zähnen?" Die Frage des Masseurs beschäftigte mich noch auf dem Rückweg. Merkwürdig, schon ein Zahnarzt hatte etwas in dieser Richtung vermutet, weil sich im Laufe der Jahre eine Zahnlücke gebildet hatte. Nur knirschte ich nicht mit den Zähnen. „Wenn aber zwei völlig voneinander unabhängige Menschen aus verschiedenen Fachrichtungen die gleiche Vermutung äußerten, könnte doch etwas 'dran sein", spekulierte ich.

Zuhause angekommen, setzte ich mich hin und knirschte mit den Zähnen.

Eine Hand an der Halsmuskulatur, konnte ich feststellen, dass sich die inneren Halsmuskeln dabei verspannten. Das Knirschen selbst kam mir gänzlich unbekannt vor, die Verspannung jedoch nicht. Immer noch die Hand am Hals, stand ich auf. Nun war die Verspannung zusätzlich an den äußeren Halsmuskeln zu spüren. Auch das fühlte sich bekannt an. Ich lief ein paar Schritte und bemerkte, wie sich diese Halsmuskeln beim Auftreten ruckartig anspannten, an einer Seite stärker als an der anderen. Mein schwankender Gang fiel mir wieder ein und die Migräne-Attacke nach meinen Gangexperimenten. Schleunigst zog ich meine Probesandalen an und stellte fest, dass die Verspannung einer wesentlich geringeren Grundanspannung gewichen war. Die inneren Halsmuskeln waren zudem völlig locker.

„Wie kann ich denn beim Laufen und Stehen die Halsmuskeln so anspannen? Was stell' ich da an, was das Gleiche bewirkt wie Zähneknirschen?" Einigermaßen ratlos machte ich Bestandsaufnahme: „Beim Zähneknirschen bewege ich den Unterkiefer." Also bewegte ich den Unterkiefer. – Aha! –
Beim Zurückziehen des Unterkiefers war eine stärkere Anspannung zu spüren als beim Vorschieben.
Was ließ sich noch beim Knirschen bewegen? Die Zunge! Hier war es ähnlich. Die Anspannung war beim Zurücknehmen stärker als beim Vorfallenlassen.

Ich erinnerte mich an meine vorgebeugte Körperhaltung, derentwegen ich eigentlich angefangen hatte, mich mit dem Thema zu beschäftigen.

Nun lehnte ich mich mit dem Rücken an eine Wand und versuchte, den Oberkörper dieser alten Haltung entsprechend, vorzubeugen.

Wie immer in solchen Fällen, passierte gar nichts. Erst als ich die Anspannung im Hals spürte, und mir dachte: „Lass doch mal locker!", fiel der Unterkiefer leicht nach vorne und die Zunge hatte ich zwischen den Zähnen. Diesen Gesichtsausdruck, den wollte ich nicht. Und schwupps, Kiefer nach hinten und Zunge zurück. Das war es also!

Durch das aktive Halten des Kiefers und der Zunge, wahrscheinlich über Jahre oder gar Jahrzehnte hinweg, hatten sich meine inneren Halsmuskeln verspannt. Die äußeren Halsmuskeln waren durch den ungleichmäßigen Gang überlastet worden.

Könnte es sein, dass eine Verspannung oder gar Verhärtung der Halsmuskulatur nicht nur ein Auslöser unter Vielen wäre, sondern es sich hier um den Hauptauslöser handelte?

Den Hals voll

Was hatte ich da eigentlich alles im Hals? Wirbelsäule, Luftröhre, Speiseröhre, Lymphknoten und -bahnen, Drüsen, Venen, Arterien, Nerven, Kehlkopf, Stimmbänder, Sehnen und Muskeln; alles in einem Bereich, der im Querschnitt kleiner ist als eine Untertasse. Die, die ich nachgemessen hatte, brachte es auf einen komfortablen Umfang von immerhin fünfundvierzig Zentimetern.

Der Halsumfang bei Herrenhemden hingegen, beginnt schon bei circa achtunddreißig Zentimetern. Da war nicht viel Platz!

Vor allem aber fragte ich mich, wie der Hals im Querschnitt aussehen würde.

„Dichteste Packung" war mein Eindruck beim Betrachten von Zeichnungen (3).

Was würde wohl mit den, in Muskelstränge eingebetteten Arterien passieren, wenn sich die Halsmuskeln verkrampften oder dauerhaft verhärteten? Verhärtete Muskeln kannte ich als kleine Knubbel, meist im Rücken.

Könnte es möglich sein, dass zwei dieser Verhärtungen die dazwischen liegende Arterie regelrecht in die Zange nähmen?

Ähnlich einer Kompressions-Manschette? Bei dem Wort „Pression" kam ich ins Grübeln und landete beim Blutdruck: „Wie wird denn der geregelt?" Dunkel aus meiner Schulzeit waren mir Sensoren in Erinnerung, die sich in den großen Arterien (Aorta und Carotis) befinden. Beim Stöbern in der Anatomie war ich wieder darüber gestolpert (3).
Diese Pressorezeptoren sitzen tatsächlich in den Wänden der großen Arterien des Halses und des Brustkorbes und registrieren dort die Gefäß-Spannung.

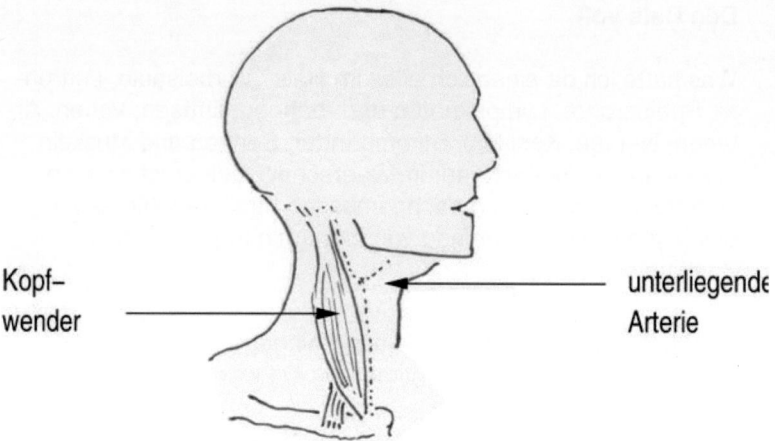

Kopf-
wender

unterliegende
Arterie

Steigt der Druck, wird über ein Zusammenspiel zwischen Vagus-
nerv und Stammhirn eine Gefäßwand-Erschlaffung, und damit
eine Erweiterung eingeleitet, so dass der Blutdruck sinkt. Ist der
Blutdruck zu niedrig, wird durch eine Gefäßverengung, hier vom
Sympathikus gesteuert, der Druck erhöht. Diese Form der kurz-
fristigen Blutdruckregulierung stellt sicher, dass die lebenswich-
tigen Organe Hirn und Herz nicht unterversorgt werden (4). Es
handelt sich um einen Mechanismus, bei dem die Rezeptoren
um so schneller reagieren, je heftiger der Reiz ist, der auf sie
einwirkt (5).

Die Gefäßerweiterung kam mir bekannt vor. Die Migräne-Entste-
hungstheorie bezüglich der Gefäße, die vaskuläre Theorie (2),
geht davon aus, dass sich als Folge einer vorangegangenen Gefäßverengung die Arterien erweitern. Diese Gefäßerweiterung
ruft den pulsierenden Kopfschmerz hervor.

Wenn nun einerseits die Gefäßverengung mechanisch durch
den muskulären Druck auf die Halsschlagader erfolgte und die
daraufhin einsetzende Gefäßerweiterung ein überaus nützlicher
Mechanismus wäre, um die Versorgung des Gehirns zu gewährleisten, wie wäre es dann andererseits in den Bereichen unseres Körpers um die Durchblutung bestellt, in denen sich keine
Pressorezeptoren befinden.

Durch Zufall sah ich einen Bericht über den Mausarm. Eine „neue" Erkrankung (6), die durch die unzähligen kleinen Bewegungen an der Computermaus, meist über Jahre hinweg, ausgelöst wird.

Diese kleinen, ruckartigen und doch mühelosen Bewegungen waren es auch, die ich beim Gehen in meinem Hals spürte. Beim Mausarm machte man Muskelverhärtungen und Sehnenscheidenentzündungen für den Schmerz verantwortlich. Dass auch Durchblutungsstörungen auftreten können, fand ich bemerkenswert. Die Ähnlichkeit zur Art der Bewegung, klein, ruckartig und über einen langen Zeitraum, ließ mich aufhorchen. Eine solche hochfrequente Bewegung könnte man, übertrieben, auch als Vibration bezeichnen. Hierunter fand ich bei den Berufsgenossenschaften Hinweise auf vibrationsbedingte Durchblutungsstörungen, z.B. die Weißfinger-Krankheit bei Personen, die mit vibrierenden Geräten hantieren (7).

Es schien gar nicht so abwegig, die Durchblutung mit der Muskelhärte in Zusammenhang zu bringen.

Allerdings war mir mein eigener Vergleich mit dem Mausarm noch zu vage.

Über einige Umwege fand ich einen weiteren Hinweis auf die Möglichkeit, die Durchblutungsregulierung durch mechanischen Druck auszulösen. Dieses kann durch langes und starkes Pressen beim Fühlen des Pulses an der Halsschlagader geschehen, was einen plötzlichen Blutdruckabfall und die Abnahme der Herzschlagfrequenz nach sich ziehen kann (8).

Den Zusammenhang zwischen der Verhärtung von Halsmuskeln und der dadurch ausgelösten Blutdruckregulierung über die Pressorezeptoren fand ich anschaulich.

Leider hatte die Sache einen Haken:

Diese Form der Blutdruckregulierung funktioniert zwar sehr schnell, regelt aber den Blutdruck im Gesamtsystem. Dass ich bei einer Migräne-Attacke eher einen zu niedrigen Blutdruck und damit erweiterte Gefäße hatte, dafür sprachen die Blässe, die Müdigkeit, Schweiß auf der Stirn und die kalten Hände.

Jedoch die Gefäßerweiterung im Hirn, die für den Schmerz verantwortlich gemacht wird, und die einseitig auftreten soll, ließ sich so nicht erklären. Wenn die gesamten Gefäße des Körpers über diesen Regelkreislauf in ihrer Weite verändert werden, müssten alle Gefäße auf diese Weise schmerzen. Die schmerzhafte Gefäßerweiterung war jedoch örtlich (lokal) auf den halben Kopf begrenzt.

Trotzdem konnte ich mir nicht vorstellen, dass eine verminderte Blutzufuhr für das Gehirn folgenlos bleiben würde. Und so fragte ich mich: „Wie reagiert das Hirn auf eine Mangelversorgung?" Ich fand zwei Antworten.

Erstens:

Die cerebrale Autoregulation.
Hierdurch werden die Blutdruckschwankungen des Gesamtsystems ausgeglichen. Um den Blutdruck im Gehirn auf einem bestimmten Niveau zu halten, wird in den Hirngefäßen selbständig nachgeregelt. Diese Regulation erfolgt schnell (9).

Zweitens:

Die neurovaskuläre Kopplung.
Sie stellt über ein Zusammenspiel zwischen Nerven und Gefäßen sicher, dass die einzelnen Hirnbereiche entsprechend ihres Bedarfs versorgt werden. Oder salopp ausgedrückt: „Wer viel tut, bekommt viel; wer nix tut, hinten anstellen!" Diese Regulation erfolgt rasch und lokal (10).

Als ich nun diese beiden Regulationsmechanismen mit meinen eigenen Migräne-Erfahrungen und den Informationen über die Blutdruckregulierung des Gesamtsystems zusammenbrachte, konnte ich mir folgendes Szenario vorstellen:

Eine Halsschlagader wird durch verhärtete Muskeln eingeengt. Der Migräniker steht quasi auf einem seiner beiden Gartenschläuche.

Die Pressorezeptoren der Halsarterie registrieren einen erhöhten Druck (wie beim Blutdruckmessen an der Halsschlagader) und leiten eine Gefäßerweiterung ein. Der Blutdruck sinkt.

Die Hirngefäße registrieren diesen niedrigeren Blutdruck und anworten hierauf mit einer Gefäßverengung um den Blutdruck wieder auf das erforderliche Niveau zu bringen.

Leider nutzt es dem Hirn in diesem Fall nicht viel, die Gefäße zu verengen. Wenn weiter hinten noch einer auf dem Schlauch steht, kommt hierdurch vorne auch nicht mehr an.

Nun setzt sich eine regelrechte Abwärtsspirale in Gang.

Die Erweiterung der Arterien erfolgte durch eine Erschlaffung der Gefäßwände.

Das heißt, aus dem gewebeverstärkten Gartenschlauch ist eine halbgare Maccaroni geworden. Diese läßt sich noch viel leichter einengen und ihre Rezeptoren melden, zu Recht, einen weiteren Druckanstieg, was zu einer weiteren Blutdrucksenkung führt.

Die Hirngefäße kompensieren ihrerseits den ankommenden Niedrigdruck mit einer übermäßigen Verengung. Es entsteht eine Minderdurchblutung.

Damit befindet sich der Mensch in der ersten Phase der Migräne (1, 27), in der es zu den Aurasymptomen, wie z.B. dem Funkensehen, kommen kann.

Er steht aber immer noch auf seiner Maccaroni, so dass es langsam eng wird mit der Versorgung seines halben Kopfes.

Wenn nun beispielsweise der Sauerstoff oder die Glucose knapp wird, greift der zweite, lokal wirkende Mechanismus ein. Um die Versorgung der einen Kopfhälfte zu gewährleisten, werden die Hirngefäße der betroffenen Region über ausgesandte Nervenimpulse erweitert. Normalerweise hätte das eine Erhöhung des Blutflusses und damit mehr Sauerstoff oder Glucose bedeutet. Doch welcher erhöhte Blutfluss?

Wie könnte er seine Halsarterie von ihrer Einengung befreien, wo er noch nicht einmal weiß, dass er „draufsteht"?

Er ist in Phase zwei der Migräne-Spirale, in der sich der pulsierende Kopfschmerz breitmacht. Die Nerven senden Dauerfeuer. Doch auch das bewirkt nicht viel.

Nun wird schwerstes Geschütz aufgefahren: Die Einleitung eines entzündlichen Prozesses. Das Gewebe der betroffenen Hirngefäße wird dabei aufgeschwemmt, um es hierdurch maximal zu durchbluten. Selbst diese Maßnahme läuft zunächst ins Leere. Der Kopfschmerz wird unerträglich. Phase drei ist erreicht.

Spätestens zu diesem Zeitpunkt liegt der Migräniker flach. Nicht, weil er Entspannung für das Mittel der Wahl hält, er kann nicht mehr! Er ist genauso schlaff wie seine Nervenenden, die die ganze Zeit über, aus allen Rohren gefeuert haben. Und die Halsmuskeln können sich, endlich, wieder entspannen. Denn mit den Halsmuskeln ist das so eine Sache; solange man den Kopf selbst trägt, sind sie in Aktion. Erst wenn ein Kopfkissen diese Aufgabe übernimmt, haben die Halsmuskeln die Chance auf Erholung.

Somit hat sich die letzte Phase der Migräne-Spirale doch als nützlich erwiesen.

In dieser erzwungenen Ruhephase lässt die Verhärtung nach, die entspannteren Muskeln beengen die Halsschlagader in geringerem Maße, eine Weitstellung der Hals-Gefäße wird unnötig, das Gehirn hat keinen Anlass mehr, die Minderversorgung zu kompensieren. Die Schmerzen klingen ab.

Durch diesen Zusammenhang hielt ich es für denkbar, dass die Migräne durch den Regelkreis „Muskelverhärtung – Blutdruckregulierung – Gegensteuerung im Gehirn" ausgelöst werden konnte, denn unser Gehirn ist das Organ, das z.B. einen Sauerstoffmangel am wenigsten toleriert und das am meisten Glucose braucht (11,12).

Reizwäsche

Allerdings hatte ich gelesen, dass die Werte von Hirndurch-
blutungs-Messungen bei Migränikern, durchgeführt in der
anfallsfreien Zeit und während einer Attacke, keine nennens-
werten Unterschiede aufwiesen (1).

Das Bild von der Maccaroni dürfte demnach nicht zutreffen. Die
Erfahrungen mit meinen Halsmuskeln sprachen jedoch dafür.
Ich hatte bemerkt, dass diese Muskeln ständig verspannt waren.
Der Unterschied in der Muskelhärte, zwischen Anfall und Nor-
malsituation, war so gering, dass er für einen anderen nicht zu
spüren war. Wann immer ich fragte: „Guck mal, sind die schon
'was weicher?", bekam ich als Antwort ein Schulterzucken. Das
veranlasste mich, anzunehmen, der Muskel engte die Arterie
ständig, wenn auch nur geringfügig, ein.

Ich suchte nach Informationen, wie das Gehirn auf eine mini-
male Unterversorgung reagieren würde, und fand keine. Ich
spielte mit Definitionen und – hoppla – wo war ich denn da gelandet: „Bei der Sektion wurden Einblutungen in der Haut unter
den Augen festgestellt ... von Würge..." – Das kannte ich. Das
kam früher von langen Brechattacken, aber Sektion? Da ging
eine Augenbraue hoch.– „... in Folge von kontrolliert erzeugtem
Sauerstoffmangel bei auto-erotischem Verhalten ... zur gestei-
gerten Reizwahrnehmung ... Euphorie ... erhöhtem Lustgewinn."

Jetzt war die andere Braue auch oben. Von dieser Seite hatte
ich meine Migräne noch nie betrachtet.

Verdattert las ich noch einmal langsam. Ich war bei den Rechts-
medizinern gelandet, und hatte ein Script erwischt, in dem es
um den Erstickungstod bei auto-erotischem Verhalten ging.
Hierbei zieht man sich eine Plastiktüte über den Kopf oder
stranguliert sich wohldosiert, um eine Sauerstoff-Unterversor-
gung zu erzielen. Jedoch nur so gering, dass der Kohlendioxyd-
abtransport nicht behindert wird. Dieses Verhalten bewirkt eine
gesteigerte Reizwahrnehmung (13). Hier war der schwarze
Lack-Leder-Gürtel wohl die gesteigerte Form von Reizwäsche.

Jedenfalls hatte ich so herausfinden können: Auch eine geringe Versorgungsminderung, die den Menschen (im Normalfall) nicht nachhaltig beeinträchtigt, hat eine Auswirkung auf das Gehirn.

Zudem konnte ich mir zwei Faktoren der Migräne-Entstehung erklären.

Erstens:
Durch eine kontrollierte Mangelsituation gelangt das Gehirn in den Zustand einer erhöhten Reizempfindlichkeit. Wozu manche eine Tüte oder einen Gürtel brauchen, hat der Migräniker stets bei sich. Er steht ständig unter Hochspannung, denn er trägt den Gürtel im Hals, heimlich. Diese Hochspannung wird als eine der Ursachen für die Migräne-Entstehung angesehen (1).

Zweitens:
Der wenig aussagekräftige Unterschied bei den Durchblutungs-messungen steht nicht im Widerspruch zu meinen eigenen Erfahrungen. Wenn die Halsmuskulatur ständig die Gefäße einengt, und dadurch die erhöhte Dauer-Reizbarkeit des Ge-hirns auzulösen vermag, dann wird ein Migräniker-Gehirn nie „normal" versorgt. Die Differenz zwischen Dauerzustand „Hochtouren" und Notsituation „Migräne" kann demzufolge so gering sein, dass man sie für unerheblich halten könnte.

Damit war für mich klar: Ich tickte nicht grundsätzlich anders. Ich hatte nur versehentlich die Reizwäsche verschluckt.

Nicht denken! Handeln!

Nun stellte sich die Frage, ob die anderen Aspekte ebenso in den Regelkreis „Muskelverhärtung – Blutdruckregulierung – Gegensteuerung im Gehirn" passen würden.

Zunächst nahm ich die Einzelteile, deren Stichwort überall aufgetaucht war, gleichgültig aus welcher Richtung ich mich dem Thema genähert hatte.

Erwähnt wurde der Migräne-Generator im Stammhirn (oder auch Hirnstamm) (33).

Wusste ich etwas über mein Stammhirn? Eigentlich nicht, oder nur ganz vage.

Die Suche brachte folgende Informationen:

Unser Stammhirn ist der älteste Teil unseres Gehirns. Eigentlich ist Hirnstamm ein Sammelbegriff für drei anatomische Strukturen: Medulla oblongata (verlängertes Mark), Pons (Brücke) und Mesencephalon (Mittelhirn) (14).

Die zwölf im Hirnstamm entspringenden Nerven sind paarig angeordnet, für jede Kopfhälfte einer (15).

Sie verarbeiten Wahrnehmungen aus verschiedenen Bereichen: Von Haut und Gelenken an Kopf, Hals und Gesicht, wie auch von Gehör, Geschmack, Gesichtssinn, Gleichgewicht und den Eingeweiden.

Gesteuert werden von hier: Die Augenmuskulatur, Muskeln zum Kauen, Sprechen und Schlucken (incl. Zunge), Eingeweide, die Mimik und der Kopfwender-Muskel.

Durchzogen wird der Hirnstamm von einem System aus Fasern und Nervenzellen, der Formatio reticularis (16). In ihr befinden sich Brechzentrum, Atemzentrum, Kreislaufzentrum und das Aktivitätszentrum.

Werden Nervenfasern in diesem Aktivitätszentrum stimuliert, bewirkt das eine gesteigerte Aktivität des Nervensystems, was sich durch erhöhte Aufmerksamkeit bemerkbar macht.

Plastisch wird die Angelegenheit durch die Beschreibung der Funktionsweise des Hirnstammes:

Er denkt nicht, er handelt!

„Wie? Das Teil macht, was es will? Wenn ich eine Grimasse ziehen will, dann tu' ich das! Schlucken kann ich auch absichtlich. Blutdruck? Schon schwieriger, geht aber auch."

Um meinem Hirnstamm klarzumachen, wer hier das Sagen hatte, hielt ich die Luft an.

Ich guckte zur Decke, ich zählte die Staubkörner auf dem Boden. So langsam schielte ich zur Uhr. Der Staub wurde uninteressant. Ich wollte nur noch eins: L U F T !

Dieser erste, unfreiwillige Japser, das war mein Stammhirn. Respekt! Dieses Hirn-Fossil hatte mit seinen Reflexen mächtig was drauf. Punktestand, Wille gegen Stammhirn: eins zu null, für's Stammhirn.

Ich betrachtete die Angelegenheit nun etwas anders:

Auf die meisten Funktionsbereiche des Stammhirns kann ich willentlich Einfluss nehmen. Auf die Atmung, auf den Blutdruck innerhalb geringer Grenzen, auf die Aktivität und auf die Muskeln sowieso. Wenn ich anderweitig beschäftigt bin, übernimmt mein Stammhirn die Steuerung dieser Prozesse. Und wenn mein Wille solchen Unsinn vorschlägt wie Luftanhalten, greift das Stammhirn rigoros durch, sobald das Gesamtsystem Mensch in Bedrängnis gerät.

Beeindruckt hatte mich der folgerichtige Reflex. Immerhin werden vom Stammhirn auch noch Blutdruck, Gleichgewicht, Aktivität und Brechreize gesteuert. Mein Versuchs-Störfall hatte jedoch in der Atmung gelegen. Um den zu beheben, hatte ich gefälligst nach Luft zu schnappen, und nicht etwa zu schaukeln, zu brechen oder besonders aufmerksam zu sein.

Ich besitze demnach einen zuverlässigen Notfallmanager, der mein kurzfristiges Überleben sichert. Kurzfristig deshalb, weil ich nach dem ersten, vom Stammhirn ausgelösten Atemreflex wieder willentlich atmen oder mich für andere Dinge interessieren durfte. Nach einem erfolgreichen Eingriff arbeitet es wieder vornehm im Hintergrund und erledigt seine Regelungsaufgaben unbemerkt.

Für langfristige Planungen ist dieser alte Teil des Hirns jedoch nicht zuständig. Allerdings sorgt es durch seine ständige Präsenz dafür, dass zukünftige Tätigkeiten möglich werden.

Hätte sich mein Wille beim Luftanhalten durchgesetzt, wäre aus dem geplanten Kinobesuch am Wochenende nichts geworden. Meine Kinokarten waren nicht ungenutzt geblieben, weil das Stammhirn von Moment zu Moment seine Aufgabe, mal im Hintergund, mal dominant, erfüllt hatte.

Und genau dort befindet sich nun der Migräne-Generator.

Bloß warum?

Mit den Funktionsbereichen der Formatio reticularis, Aktivität, Blutdruckregulierung, Atmen und Brechen, hatte ich alles, was man für eine Attacke braucht. Es blieb nur die Frage: Hatte ich Migräne, weil ich einen Migräne-Generator habe, oder warf ich ihn an, weil ich eine Attacke hatte?

Das klang verdächtig nach einem Henne-Ei-Problem. Von dieser Seite an den Generator heranzutreten, brachte mich nicht weiter. Ich schlich mich von hinten an, und betrachtete noch einmal die Funktionsbereiche des Stammhirns inclusive der Formatio reticularis.

Leger ausgedrückt, ist die Ausstattung spärlich, die Grundfunktionen werden abgedeckt, mehr nicht.

Beim Versuch, die Luft anzuhalten, hatte ich die Vehemenz des Stammhirns deutlich zu spüren bekommen. Es war mir alles andere egal geworden, wichtig blieb nur, dass Luft nachkam. Damit hatte ich einen, ganz kleinen, Notfall provoziert. Die anderen Bereiche des Gehirns traten in den Hintergrund.

Das legte die Vermutung nahe, dass es sich bei einem Migräne-anfall, der den Menschen auf seine Grundfunktionen reduzieren kann, vom Stammhirn her betrachtet, um einen Notfall handeln muss, bei dem es gilt, die Grundversorgung aufrecht zu erhalten.

Zusammen mit der Versorgungsregulierung des Gehirns, nach dem Prinzip „Wer viel tut, bekommt viel" und der Annahme, dass eine Arterie beengt wird, ergab sich folgendes Bild:

Eine Minderversorgung bedeutet Notfall. Verstärkt versorgt wer-den ab sofort nur noch die unbedingt nötigen Funktionen. Leider geschieht das über eine Erweiterung der Gefäße. Das schmerzt. Verzieht der Migräniker das Gesicht, waren die Nerven für die Mimik aktiv. Die mussten dafür versorgt werden, und die sitzen auch im Stammhirn. Schultern hochziehen, weil er von der Schmerzintensität überrascht ist? Pech, der Nerv für die Steu-erung dieses Muskels liegt auch da. Wie, er glaubt, er hat die Schultern gar nicht hochgezogen?

Stimmt, das war ein Reflex! Wie die Mimik. Gesteuert vom Stammhirn. Dass es damit seinen eigenen Bedarf, gleich zu Beginn der Attacke, erhöht hat? Was soll's. Es denkt nicht, es handelt!

Möchte dieser Haufen Elend den Blick scharf stellen, um den Weg in das Badezimmer zu finden, schlägt die bedarfsgerechte Versorgung wieder zu, und erweitert den benötigten Bereich.

Steht er auf und geht los, braucht er so ziemlich alles, was er in seinem Stammhirn vorfindet. Und dafür benötigt es ein Mehr an Versorgung. Soll es haben! Auch das funktioniert über die Erwei-terung der Gefäße.

Hängt er endlich über der Toilettenschüssel, sieht es ganz schlecht aus. Den Kopf gegen die Schwerkraft vornübergebeugt zu halten, bedeutet Haltearbeit für den Kopfwender. Der war vorher schon hart. Nun wird er härter. Und dieser Muskel liegt über der Maccaroni! Wen wundert es, dass der Mensch das Brechen unbedingt vermeiden wollte. Doch das geht nicht so einfach in einer Stress-Situation. Denn Brechen ist auch ein Reflex, gesteuert vom Stammhirn!

Vornübergebeugt, meldet sich das eine Auge.

Es möchte, wie das Hirn, klopfender Weise seinen Platz verlassen. Man könnte meinen, das läge wieder am Stammhirn.
Von wegen! Das Auge hat seine eigene bedarfsgerechte Versorgungsregulierung. Es kann, ganz für sich alleine, den gleichen Spaß veranstalten wie das Gehirn (17). Versorgt wird es dabei von einem kleinen Ast der Halsschlagader.

Nun geht der Migräniker mit allem, was er noch irgendwie beeinflussen kann, auf Tauchstation. Nichts hören, nichts sehen, nichts sagen, nicht bewegen. Bloß nicht den Bedarf erhöhen!

Das Stammhirn regelt unterdessen, zum Glück, noch die Atmung und den Blutdruck. Denn vor lauter Schmerz, wäre der Mensch soweit, auch darauf zu verzichten. Weil er das nicht dauerhaft beeinflussen kann, bleibt ihm eine Grundversorgung an Klopfen erhalten und er am Leben.
Leider regelt das Stammhirn noch das Gleichgewicht und die Aktivität, und sorgt deswegen für eine gesteigerte Aufmerksamkeit, auch den eigenen Schmerzen gegenüber ...

Dass der Migräne-Generator im Stammhirn sitzt, konnte ich mir jetzt erklären. Auch, dass er sich, einmal in Gang gesetzt, selbst verstärkt. Wer zuerst da war, Generator oder Attacke, blieb offen.

Stress und Aura

Das zweite Teil, zu dem ich griff, war der Stress. Der tauchte auch überall auf, hier als Auslöser, dort fast als Ursache. Was ich dazu wusste, war nicht besonders ergiebig. Stresstypen, Reizüberflutung, an sich nützlicher Mechanismus, mehr als eine lose Einzelsammlung mit vagen Zusammenhängen kam nicht dabei heraus. Wie aber wirkt Stress auf die Gefäße?

Ich begann wieder zu stöbern:

Menschen reagieren verschieden auf Stress. Grob vereinfacht, finden sich zwei unterschiedliche Stresstypen. Die eine Sorte reagiert mit Schreien und Laufen, die andere eher mit Zittern und Umfallen (18).

Ich stellte mir vor, jeweils einer von jeder Sorte bekommt eine Migräne-Attacke.

Den, vom Typ „Schreien und Laufen", erkennbar am roten Kopf, bevor er unangemessen losbrüllt, erwischte es zuerst:

Dass er bei Stress auf Hochtouren läuft, liegt daran, dass sein Blutdruck in dieser Situation ansteigt. Dieser Anstieg wird von seinem Sympathikus geregelt, und durch eine Engstellung der Gefäße erreicht. Trotzdem hat auch er eine eingeengte Halsarterie. Sie ist belastbarer, weil die Engstellung sie „fester" hat werden lassen. Der erhöhte Blutdruck ist auf Mehrarbeit des Gesamtsystems eingestellt. An der einen Kopfhälfte funktioniert es, hier kommt mehr Blut mit höherem Druck an. An der anderen Seite ist ein kleiner Engpass. Hier kommt etwas weniger Blut, dafür mit noch höherem Druck an. Zu diesem Zeitpunkt hat dieser „Stress-Typ" mindestens zwei Möglichkeiten an seine Attacke zu kommen.

Die Erste: Er selbst kommt in Fahrt, redet sich in Rage oder übertreibt die sportliche Aktivität. Er zieht die Schultern an und vielleicht schiebt er auch den Unterkiefer etwas vor. Dabei verkrampfen sich seine Muskeln. Die üben jetzt mehr Druck auf seine Arterie aus, aber sein Blutdruck ist auch gestiegen und pumpt kräftig durch den kleinen Engpass. Mittlerweile fühlt er sich prächtig, er könnte Bäume ausreißen. Seine Hirn-Nerven auf der Engpass-Seite müssten für dieses Spektakel, das er veranstaltet, auch besser versorgt werden als vorher. Werden sie jedoch nicht im gleichen Maße, wie die der anderen Hirnseite.

Die Selbstregulation des Gehirns wird aktiv. Sie gleicht zunächst den ankommenden, erhöhten Blutdruck durch eine Weitstellung der Gefäße aus. Die zweite, bedarfsgerechte Regulierung springt auch an. Denn in dem Maß, wie seine Nerven Mehrarbeit leisten müssen, wollen sie besser versorgt werden, und zwar über eine Erweiterung der Gefäße.

Er schlittert, langsam aber sicher, in die zweite Phase der Migräne-Spirale. In diesem Fall bekommt er seine Attacke noch während der Stress-Situation.

Die erste Phase, die Aura, hat er übersprungen, denn die Hirngefäße brauchten keinen ankommenden Niedrigdruck aus dem Gesamtsystem über eine Verengung auszugleichen.

Die zweite Möglichkeit: Nachdem er in Fahrt geraten ist, kühlt er aus irgendwelchen Gründen wieder ab.

Phase zwei der Spirale ist, gerade noch, nicht erreicht. Das Beruhigen wird vom Vagus-Nerv (Parasympathikus) gesteuert, der eine Gefäßerweiterung im Gesamtsystem einleitet. Damit sind seine Gartenschläuche auf dem Weg zur Maccaroni. Die Attacke setzt in der Entspannungsphase ein. Ob er eine Aura hat oder nicht, könnte davon abhängen, zu welchem Entspannungs-Zeitpunkt, beziehungsweise Garzustand der Maccaroni, die Attacke beginnt.

Bei dem Stress-Typ „Zittern und Umfallen" ist sein Vagus-Nerv aktiv. Er reagiert in der Stress-Situation mit einer Weitstellung der Gefäße im Gesamtsystem. Spannt auch er seine Muskeln im Schulter-Hals-Nackenbereich an, spielt sich das gesamte Maccaroni-Szenario, inclusive Aura ab.

Wenn beide Stress-Typen in der Belastungssituation nicht mit Migräne reagiert haben, kann das immer noch, zum Beispiel am nächsten Morgen geschehen. Beide hatten ihre Hals- und Schultermuskeln zusätzlich angestrengt.

Für diese, ohnehin überlasteten Muskeln der einen Seite war das zuviel. Schon beim Aufwachen, nach der ersten Bewegung merken beide, dass es in den Schultern zieht. Hier kommt ein ganz banaler Umstand ins Spiel. Bei einem Muskelkater können die Muskeln verhärtet und verdickt sein (19). Ist der „Kater" sehr stark, setzt die Migräne bald nach der ersten, falschen Bewegung ein. Ist er schwächer, braucht es mehr Bewegungen von dieser Sorte bis die Migräne startet. Hier reicht häufig ein völlig normaler Arbeitstag.

Sicherlich gibt es nur wenige Menschen, die ganz „sortenrein" auf Stress reagieren. Es scheint jedoch, außer für die Art der Migräne auch für den Zeitpunkt der Attacke, einen Zusammenhang zu geben, auf welchem Fuß des Nervensystems man steht, wenn die Migräne einsetzt.
Ob gerade der Vagus (Parasympathikus) oder der Sympathikus die Oberhand bei der Bludruckregulierung hat, könnte durchaus von Bedeutung sein.

Wie überlebenswichtig es sein kann, dass man, solange die Stress-Situation andauert, nicht in seiner Reizwahrnehmung nachlässt, konnte mir eine kleine Szene verdeutlichen. Ich schickte meinen Mustermenschen zurück in die Steinzeit.

Bloß der Tiger

Er steht am Rande eines Waldes. Seine Jagd war erfolgreich, der Vogel ist noch warm. Sein Magen knurrt schon leicht, so kommt ihm der Beerenstrauch wie gerufen. Er pickt sich genüsslich die Früchte heraus, deren Rot im Licht der untergehenden Sonne bereits zu glühen begonnen hat. Es knackt. Direkt hinter ihm. In den Augenwinkeln: Gelb-schwarzes Muster, keine Biene. TIGER! Er rennt los. Er rennt um sein Leben.

Würde er sich in dieser Stress-Situation an den Reiz gewöhnt haben, und sich denken: „Ach, ist bloß der Tiger.", hätte er gar nicht erst loszurennen brauchen.

Übertragen auf den Menschen mit Migräne, konnte dies bedeuten, dass er ständig im höheren Drehzahlbereich läuft, weil er durch die „Reizwäsche" in eine Stress-Situation geraten ist und seinen „kleinen Tiger" immer im Schlepptau hat.

Genug ist nicht genug

Logisch betrachtet, hätte der Mustermensch kaum eine Chance gehabt, dem Tiger zu entkommen. Doch er hat nicht gedacht, er hat gehandelt. Und er hat seine letzten Kräfte mobilisiert um durchzuhalten. Dass er sich Dornen in die Füße getreten hatte, bemerkte er erst später.

In einer solch archaischen Stress-Situation, in der es meist um Flucht, Angriff oder Verteidigung geht, sichern die einsetzenden Stoffwechselprozesse und Regelungsmechanismen das Überleben. Die sofortige Freisetzung von Adrenalin und Noradrenalin befähigt den Menschen zu sofortiger Höchstleistung (18). Durch Bewegung wird die Ausschüttung von körpereigenen Opiaten, den Endorphinen, eingeleitet. Sie sorgen dafür, dass er Schmerzen weniger wahrnimmt und sich obendrein noch gut dabei fühlt (38). Auf diese Weise kann er Belastungen aus- und durchhalten, bei denen er sich später fragen wird, wie er das wohl hatte schaffen können.

Was einerseits ein überlebenswichtiger Mechanismus ist, kann andererseits dem Migräniker Probleme bereiten. Wenn er unter Stress steht (auch unter hausgemachtem) und sich bewegt, setzt die Ausschüttung von Endorphinen ein.

Er spürt nicht, dass genug schon längst genug gewesen wäre, schließlich fühlt er sich doch prima.

Auch positive Gefühle und Lachen setzen die Produktion von Endorphinen in Gang. Damit verstärkt sich auch dieser, grundsätzlich sinnvolle Mechanismus wieder selbst. Der Migräniker hat sich überfordert. Nur gemerkt hat er davon nichts und wundert sich darum erst später, woher dieses Ziehen in den Muskeln kommen könnte.

Das andere Ende

Mit größter Wahrscheinlichkeit hatte ich meine Attacken nach Zahnarztbesuchen, nach Theatervorstellungen, nach Konzert- und Kinobesuchen, genauso wie nach Autofahrten oder anderen Reisen. Dass hier Stress eine Rolle spielen könnte, war beim Zahnarztbesuch noch leicht herzuleiten. Beim Theater war ich vielleicht zu ergriffen, der Kinofilm und das Konzert waren möglicherweise zu laut, die Fahrt eventuell zu langweilig.

Die Migräne nach Friseurbesuchen auch in die Ecke „emotionaler Stress" einzuordnen, fiel mir jedoch so schwer, dass ich nach einer Übereinstimmung bei all den erwähnten Situationen suchte. Denn gefühlsmäßig überlastet war ich mir nirgendwo vorgekommen. Sämtliche Situationen wurden daraufhin in ihre Einzelteile zerlegt, nach Wochentagen sortiert, oder nach Begleitpersonen gruppiert. Es ergab sich kein Zusammenhang.

Erst als ich gedanklich alle Situationen durchspielte, vom Betreten der Zahnarztpraxis bis zum Verlassen des Friseursalons, tauchte ein Satz immer wieder auf: Ich setzte mich in den Zahnarztstuhl, ich setzte mich in den Theatersessel, in den Kinosessel, in den Konzertsessel, ins Auto und beim Friseur saß ich auch.

Ich probierte aus, wie ich dort gesessen hatte. Sitzfläche und Rückenlehne nach hinten geneigt, Schultern an den Ohren, denn die Armlehnen waren für mich überall zu hoch; in dieser Haltung hatte ich die ein bis zwei Stunden in der jeweiligen Situation verbracht.

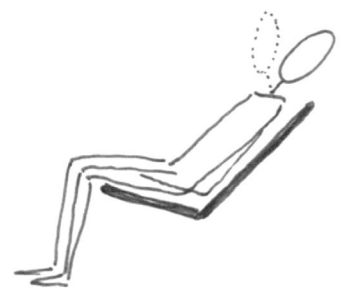

Wollte ich in dieser Haltung nach vorn sehen, musste ich den Kopf entsprechend der gestrichelten Linie vorstrecken, sonst hätte ich an die Decke geguckt, und nichts auf der Bühne oder auf der Straße gesehen. Das war für meine überlasteten Halsmuskeln zuviel.

Die Migräne am nächsten Tag war also eine von der Sorte „Muskelkater".

Zukünftig setzte ich mich nur noch mit einem Kissen in Sessel oder auf Stühle dieser Art. So saß ich gerade, und die Armlehnen waren mir nicht mehr zu hoch. Die Schultern konnten unten bleiben. Die Migräne nach solchen Situationen blieb aus.

Der Erhöhung meines Stress-Pegels war nicht durch äußere emotionale Einflüsse erfolgt, sondern durch die Körperhaltung selbst.

Ich konnte die Belastung dadurch herunterfahren, indem ich mein anderes Ende herauf gesetzt hatte.

Warum Warum Warum

Sollte meine Vermutung stimmen, der Regelkreis „Muskelverhärtung – Blutdruckregulierung – Gegensteuerung im Gehirn", sei
für die Migräne-Entstehung verantwortlich, müssten alle Auslöser den gemeinsamen Nenner „Halsmuskulatur und Körperhaltung" haben.

Ich begann, die gesammelten Teilchen unter diesem Aspekt zu
betrachten:

1. Warum tritt die Migräne meist einseitig auf?

Anatomisch bedingt, wie bei mir der Beinlängenunterschied,
oder durch eine angewöhnte Fehlhaltung kommt es zu einer
Schiefhaltung im Schulter-Hals-Bereich.

Man steht und geht folgendermaßen:

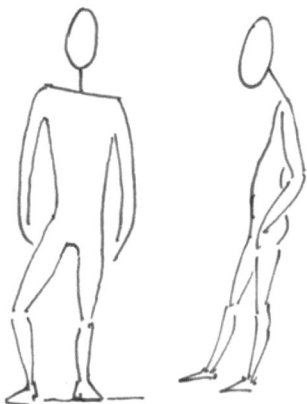

Eine Schulter wird leicht, aber ständig angezogen. Außerdem
wird durch die dauernde Kopfschiefhaltung und Neigung die
Kiefermuskulatur angespannt. Würde man nicht ständig dage-
genhalten, fiele die Zunge schräg nach vorne.

Die Muskeln (Kopfwender und innenliegende Halsmuskeln) sind durch die permanente Haltearbeit und die kleinen aber hochfrequenten Muskelbewegungen, die den Kopf ausbalancieren, überlastet.

Sollen nun diese verhärteten Muskeln zusätzliche Arbeit erbringen, verkrampfen sie sich, und die Migräne tritt an der, durch die Fehlhaltung bereits überlasteten Seite auf.

Seit die Migräne in den Medien zunehmend ein Thema wurde, hatte ich Gelegenheit, die Körperhaltung etlicher Migräniker zu sehen. Tatsächlich wies jeder von ihnen Merkmale der beschriebenen Körperhaltung auf. Dies ließ in meinen Augen den Schluss zu, wer an Migräne leidet, hat diese Körperhaltung.

Allerdings konnte ich durch bloßes Beobachten meiner Mitmenschen ebenso erkennen, dass weitaus mehr von ihnen eine solche Körperhaltung hatten und dabei nicht an Migräne litten. Der Umkehrschluss, wer eine solche Körperhaltung hat, muss damit auch an Migräne leiden, traf nicht zu. Es musste noch mindestens einen weiteren Faktor geben, der für die Entstehung einer Migräne verantwortlich ist.

2. Warum haben Kinder heute häufiger Migräne als früher?

Dreißig bis vierzig Prozent der Kinder sollen heute an Haltungs- bzw. Koordinationsstörungen leiden (20). Dies spräche für eine Mehrbelastung der Hals-Muskeln, schon im Kindesalter.
Zudem wird heute der Migräne mehr Beachtung geschenkt, als noch vor dreißig Jahren. Es wäre denkbar, dass sie darum häufiger festgestellt wird.
Dessen ungeachtet, müsste zu dem Haltungsschaden noch ein weiterer Faktor kommen, damit eine Migräne auftritt und nicht nur der Haltungsschaden.

3. Warum gibt es einen sogenannten Migräne-Generator im Stammhirn?

Das Warum hatte ich mir erklären können. Trotzdem blieb ein Fragezeichen. Immerhin hat jeder Mensch ein Stammhirn, und viele Menschen haben eine Fehlhaltung ohne Migräne zu bekommen. Hier fehlte ebenfalls der Faktor, der den Migräniker vom Nicht-Migräniker unterscheidet.

4. Warum treten Migräne-Attacken nach emotionaler Belastung auf?

Bezogen auf die Körperhaltung, bedeuten Angst, Wut, aber auch Lachen und Rührung, dass die Schultern hochgezogen werden. Das erfordert zusätzliche Arbeit für die Halsmuskeln und bewirkt einen eventuellen Muskelkater. Wie nah Lachen und Weinen zusammen liegen, lässt sich erkennen, wenn man herauszufinden sucht, ob jemand lacht oder weint, und man nur dessen Rücken sieht. Das Zittern oder Beben der Schultern ist in beiden Fällen ähnlich.

5. Warum tritt die Migräne häufig erst im frühen Erwachsenenalter auf?

Bis eine Fehlhaltung die Muskeln so gravierend verhärtet, braucht es einige Jahre. Der Mausarm soll beispielsweise für seine Entwicklung ca. 5-6 Jahre benötigen. Wenn man das Ende der Pubertät als Ende der Wachtumsphase heranzieht, nach der sich ein Beinlängenunterschied nicht mehr verändert, und fünf bis sechs Jahre addiert, befindet man sich im frühen Erwachsenenalter.

6. Warum verlängert vor allem Ausdauersport in der migränefreien Zeit den attacken-freien Zeitraum?

Ausdauersport verbessert die Tiefenatmung und sorgt für eine gleichmäßige Erwärmung aller Muskeln, auch der des Halses. Eine Entspannung wird leichter möglich.

7. Warum helfen Entspannungsübungen die beschwerdefreien Zeiträume zu verlängern?

Sie wirken auf direktem Wege muskelentspannend.

8. Warum hilft das Spritzen von Botulinum-Toxin?

Über die Unterbrechung der Nerven-Muskelverbindung werden die Muskeln „lahm"-gelegt. Sie können sich nicht mehr verhärten. Nachdem das Gift abgebaut ist, die Verbindung wieder besteht, beginnen die Attacken wieder, weil sich die Muskeln erneut verkrampfen können.

9. Warum ist Bewegung während einer Attacke nahezu unmöglich?

Die Bewegung wird in der Fehlhaltung ausgeführt, die sie ausgelöst hat. Außerdem muss der Kopf gehalten werden, was die Halsmuskeln weiter belastet. Besonders unangenehm sind Bewegungen, die diese Körperhaltung verstärken, wie das Treppensteigen oder das Vornüberbeugen bei vorgestrecktem Hals.

10. Warum leiden Frauen häufiger unter Migräne als Männer?

Frauen atmen häufiger in der Brustatmung. Das bedeutet, bei jedem Atemzug werden die Schultern leicht mit angehoben. Das hat während einer Schwangerschaft Vorteile. Das heranwachsende Kind würde eine Bauchatmung nicht mehr möglich machen. Ist man als Frau nicht schwanger, wäre es sicher besser, auf die Bauchatmung umzustellen. Zwei, an sich ganz banale Umstände könnten zudem eine Migräne verstärken. Frauen tragen häufiger halsferne Kleidung, die Muskeln kühlen schneller aus. Und sie tragen häufiger hohe Absätze, auf denen ein Balancieren nötig wird, das die Halsmuskeln weiter beansprucht.

11. Warum können während einer Schwangerschaft weniger Migräneanfälle auftreten?

Die Hormonumstellung während einer Schwangerschaft bewirkt eine zusätzliche Wassereinlagerung, um die Muskeln dehnungsfähiger werden zu lassen. Die weicher gewordenen Muskeln verkrampfen sich nicht so schnell (21).

12. Warum tritt eine Migräne-Attacke häufig zum Zeitpunkt der Monatsblutung auf?

Hier spielt die Wassereinlagerung in der zweiten Hälfte des Zyklus eine Rolle. Wenn die Blutung einsetzt, wird das eingelagerte Wasser wieder ausgeschieden, die Muskeln werden härter und verkrampfen sich eher (22).

13. Warum haben einige Frauen nach der Geburt einen starken Anfall?

Die Wassereinlagerungen werden ausgeschieden, das Gewebe, auch die Halsmuskulatur wird wieder fester.

Hinzu kommt die enorme Anstrengung beim Geburtsvorgang, wodurch ein sehr starker Muskelkater entstehen kann.

14. Kann Migräne vererbt werden?

Einerseits kann z.b. die Beinlänge vererbt sein, andererseits könnte der unbekannte Faktor vererbt werden.

15. Warum verschlimmern sich bei einigen Migräne-Patientinnen die Anfälle während und nach den Wechseljahren?

Weil einerseits die Verspannungen zunehmen, andererseits der „weichmachende" Effekt der Wassereinlagerung während des Zyklus abnimmt, bzw. verschwindet.

16. Warum eignet sich Magnesium zur Vorbeugung?

Es entkrampft die Muskulatur. Ferner ist es für die Funktion der Nervenzellen wichtig. Ein Mangel kann u.a. zu Herzerkrankungen, Muskelschwäche und Nervosität führen. Bei Stress ist der Bedarf erhöht (40). In 30 Gramm Halbbitter-Schokolade sind ca. 45mg Magnesium und eine nennenswerte Menge Tryptophan enthalten, was den Appetit auf Schokolade erklären könnte.

17. Warum eignen sich bestimmte Kräuter zur Vorbeugung von Menstruationsbeschwerden und der damit verbundenen Migräne?

Die empfohlenen Kräuter, Pestwurz und Mutterkraut, sowohl die, die ich verwende, Thymian, Kamille, Ringelblume, haben alle krampflösende Inhaltsstoffe (23).

18. Warum werden Zitrusfrüchte, Kaffee etc. nicht vertragen?

Ich hatte festgestellt, dass ich Kaffee und bestimmte Zitrusfrüchte nur dann nicht vertrug, wenn die Migräne-Attacke schon in den Startlöchern saß. Zitronensaft hatte nicht die gleiche Wirkung wie Orangen- und Grapefruitsaft. Ein Blick in die Nährwerttabelle brachte etwas mehr Klarheit (24,25):

Das Verhältnis von Kalium zu Magnesium beträgt

bei Orangen 265 : 21 (entspr. 12 : 1),

bei Orangensaft 314 : 24 (entspr. 13 : 1),

bei Grapefruit 270 : 15 (entspr. 18 : 1),

bei Grapefruitsaft 284 : 18 (entspr. 16 : 1),

bei Zitronen 72 : 14 (entspr. 5 : 1),

Magnesium wirkt muskel-entspannend, Kalium erhöht die Muskelspannung. Zitronensaft hatte ich relativ gut vertragen, die anderen gar nicht.

Was auch noch eine Rolle spielte, war die Säure selbst. Wenn mir die Säure alles zusammenzog, hatte ich dafür auch die Muskeln benutzt, die ohnehin „verkatert" waren.

Beim Kaffee verhielt es sich etwas anders. Er war in der Lage, binnen Kürze eine starke Attacke auszulösen.

Hierfür kann das Coffein verantwortlich sein. Es erweitert die Körper- und verengt die Hirngefäße. Damit beschleunigt und verstärkt es die erste Phase der Migräne-Attacke. Coffein ist in unterschiedlicher Menge auch enthalten in Tee, Colagetränken, Kakao und damit auch in Schokoladen, was den positiven Effekt des Magnesiums und des Tryptophans wieder zunichte machen kann. Während der zweiten Phase der Migräne kann das Coffein jedoch helfen, die bereits erweiterten Hirn-Gefäße wieder zu verengen (26).

Enfällt für den Migräniker, dessen Attacken üblicherweise mit Kopfschmerz starten, die gewohnte Dosis Coffein, fehlt der hirngefäßverengende Wirkstoff. Die Gefäße erweitern sich, und der Migräne-Anfall nimmt seinen Lauf.

19. Warum tritt häufig eine Urlaubsmigräne am ersten und letzten Tag auf?

Die Körperhaltung beim Kofferpacken ist ausgesprochen unangenehm. Der Koffer liegt auf dem Bett, sich selbst balanciert man mit vielen kleinen Schritten um das Bett herum, an den Schrank und wieder ans Bett.

Das Einpacken geht nicht, ohne sich nach vorn zu beugen und die Arme vorzustrecken. Wenn man nun noch sehen will, wohin man etwas packt, dann reckt man den Kopf schön weit vor. Dazu kommt eventuell noch die Eile. Als Nächstes sitzt man im Auto, oder einem anderen Transportmittel, über Stunden in der bereits beschriebenen Haltung.

20. Warum löst Kälte Attacken aus?

Die Muskeln verkrampfen sich.

21. Warum löst Wärme Attacken aus?

Starke äußere Wärmeeinflüsse können die Gefäße erweitern.
Wenn es einem „nur zu warm" war, an einem warmen Sommer-
tag etwa, kann durchaus Verdunstungskälte im Spiel sein. Wenn
sich ein leichter Feuchtigkeitsfilm gebildet hat, kühlt der Hals,
insbesondere bei Wind, sehr schnell aus. Die Kühlung wird als
angenehm empfunden oder gar nicht wahrgenommen. Doch die
Halsmuskulatur reagiert hierauf wie auf „normale" Kältereize.

22. Warum hat Serotonin etwas mit der Entstehung eines
Migräne-Anfalls zu tun?

Es dient als Botenstoff bei der Reflex-Vermittlung (28).
Das heißt, für die gesamte Reflex-Lawine, die bei einer Attacke
losgetreten wird, verbraucht der Mensch Serotonin. Egal ob
Schultern hochziehen, unwillkürlich „Au" sagen, Gesicht ver-
ziehen oder Brechreiz bekommen, für jede dieser Reaktionen
wird zusätzlich Serotonin ge- und verbraucht. Es ist an der Tem-
peratur- und Blutdruckregelung sowie an der Blutgerinnung beteiligt. Es kann die erweiterten Hirngefäße verengen.
Zudem fördert es die Darmbewegungen, weswegen ein Mangel
die Verdauung hemmen kann. Bei Stress wird es vermehrt aus
dem Eiweißbaustein Tryptophan vom Körper gebildet.
Ob es direkt auf die Muskulatur wirkt, oder „nur" über die Reflex-
ansteuerung der Muskeln, blieb ungeklärt.

23. Warum tritt eine Attacke nach längerem Schlaf auf?
Serotonin ist an der Körpertemperatur-Regelung beteiligt. Dadurch stellt der Organismus zur gewohnten Weckzeit auf Tages-
betriebstemperatur um. Das Bett ist hingegen an das nächtliche
Wärmebedürfnis angepasst. Will man nun deutlich länger schlafen, wird es zu warm. Als Erstes holt man Arme und Hals unter
der Decke hervor. Der Hals kann auskühlen.

24. Warum verringern sich bei einigen Menschen, gleichgültig
ob Männer oder Frauen, die Anfälle im Alter?
Die Wechseljahre können es nicht sein, wenn sie schon für eine
Verschlechterung der Situation sorgen können, und vor allem
bei Männern sind sie unwahrscheinlich. Hier war auch ein unbe-
kannter Faktor geblieben.

25. Warum haben Kinder besondere Migräneattacken?

Ihren Attacken fehlt häufig der charakteristische Kopfschmerz.
Die Antwort bestand aus einem großen „?".

Alle „Warums" ließen sich nicht ausschließlich über den Aspekt
Haltung und Muskulatur klären.

Ich hatte also nicht nur Puzzle-Teile gesammelt, sondern auch
noch Fragezeichen.

Einige Indizien sprachen für mein Gedankenmodell. Dass sich
meine Migräne nur durch eine Haltungsänderung und die Lo-
ckerung der Halsmuskeln auf dem Rückzug befand, war zwar in
meinen Augen keine Frage des Zufalls mehr, doch diese Rest-
teile meines Puzzles wollten einfach nicht ins Bild passen. Aber
sie gehörten schließlich dazu.

Ich steckte fest. Immerhin ging es mir schon bedeutend besser.
Ich hatte meine Migräne-Anfälle deutlich reduziert und konnte
es getrost dabei bewenden lassen. Was sollte ich dann mit
diesen übriggebliebenen Teilen anfangen? Vielleicht passten
die sowieso nicht!

Und wenn es das Bild ist, das falsch war? Oder der Blickwinkel?

Ein Bild entsteht

Ich wusste immer noch nicht, was aus einem Menschen ohne Migräne, einen Menschen mit Migräne machte.

Zu diesem Zeitpunkt übernahm die Neugier komplett die Führung. Wenn sich die Gelegenheit bot, spielte ich mit den Puzzle-Teilen und guckte, was dabei heraus kam.

Also: Noch mal von vorn und ...

Leinen los!

Erste Anzeichen sind Blässe, Gähnen, Müdigkeit ...
Dann folgen Übelkeit und Erbrechen ...
Kälte ... Kaffee ... Alkohol werden nicht vertragen
Seelische Ursachen ...
Muskelentspannung kann helfen ...
nicht vornüberbeugen ...
Penetrante Gerüche vermeiden ...
kann im Alter verschwinden.

„Ach nee! Hallo Hein!", schoss es mir durch den Kopf. Denn das, was ich soeben gelesen hatte, war nicht etwa die treffende Kurzbeschreibung der Migräne, sondern die der Seekrankheit!

Was war passiert? Ich hatte mich gefragt, ob die Migräne die einzige Krankheit wäre, die durch Bewegung verursacht, Übelkeit, Lärm- und Geruchsempfindlichkeit sowie Kopfschmerzen hervorruft. Nein, das war sie offensichtlich nicht. Die gesamten durch Bewegung verursachten Krankheiten (Kinetosen) ähneln sich stark in ihrer Symptomatik. Sollte die Migräne auch hier hinein gehören?

Als ich die Theorie zur Entstehung der Seekrankheit las, ergaben sich andere Zusammenhänge.

Die Miss-Match-Theorie geht davon aus, dass unser Gehirn die widersprüchlichen Informationen vom Gesichtssinn, der meldet z.B. Ruhe, und dem Gleichgewichtssinn, der meldet Bewegung, nicht korrekt verarbeiten kann. Diese Irritation ist letztendlich für die Symptome der Seekrankheit verantwortlich (29).

Was fand ich noch:

Seekrank werden nur Menschen mit beidseitig intaktem Gleichgewichtsorgan, und Migräniker sind häufiger von der Seekrankheit betroffen als Nicht-Migräniker.

46

Zwar stand dort nicht, alle Migräniker werden seekrank, aber es war ein Indiz dafür, dass Migräniker häufiger ein beidseitig intaktes Gleichgewichtsorgan haben müssten als andere, denn sonst könnten sie nicht häufiger seekrank werden.

Ich dachte an den Seemann, wie er von Bord schwankte, und an dessen Gang man noch die Bewegungen des Bootes erkennen konnte, und daran, dass ich, wegen des Beinlängenunterschiedes, einen ähnlichen Gang entwickelt hatte. Diesen Längenunterschied beim Laufen auszugleichen, war, wie ich feststellen konnte, eine Frage des Gleichgewichts geworden. Hierin war ich der Situation auf einem Boot schon sehr nah gekommen.

Nach der Miss-Match-Theorie meldete mein Gleichgewichtssinn „Schwanken", bzw. „schief" beim Stehen, meine Augen jedoch sendeten „Umgebung schwankt nicht" bzw. „alles gerade" wenn ich stand. Hierdurch war ich vielleicht auch ohne Boot seekrank. Das klang plausibel. Immerhin ließe sich so erklären, warum ich nicht laufen und gleichzeitig reden konnte, ohne aus der Spur zu geraten. Schließlich müsste mein Hirn mehr Arbeit leisten, um ständig diese widersprüchlichen Informationen zu verarbeiten.

Nur warum wurde mir dann nicht immer schlecht, sobald ich mich bewegte? Ich litt nicht ständig an den Symptomen, die der Seekrankheit ähneln, sondern nur während einer Migräne-Attacke. Entweder war ich mit der Verbindung zur Seekrankheit auf dem falschen Dampfer, oder etwas an der Miss-Match-Theorie war nicht so schlüssig, wie ich zunächst gedacht hatte.

Wenn die Seekrankheit eine Folge der Fehlinterpretation von optischen Informationen und gegensätzlichen Meldungen aus dem Gleichgewichtsorgan ist, dann müsste das Fehlen von optischen Reizen bedeuten, dass ein Mensch in diesem Fall nicht seekrank werden kann.

Wem fehlen optische Reize? Blinden!

Die darauffolgende Suche brachte zunächst keine Ergebnisse. Also entschloss ich mich, bei einem Blindenverband anzurufen, und um Informationen zu bitten, ob blinde Menschen Migräne bekommen könnten und seekrank würden.

Zu meiner Überraschung hatte die Dame am anderen Ende der Leitung Migräne, und die Seekrankheit war ihr auch nicht fremd. Zudem kannte sie einige andere Verbandsmitglieder, die seekrank wurden. Das passte nicht in die Miss-Match-Theorie.

Es sei denn, das Gehirn blinder Menschen würde das Fehlen von optischen Reizen als „keine Bewegung" werten und durch die Bewegungsmeldung aus den Gleichgewichtsorganen widersprüchliche Informationen erhalten. In diesem Fall müsste einem blinden Menschen, der seekrank wird, bei jeder Bewegung schlecht werden, nicht nur bei der eines Bootes. Denn „Ruhe" bei optischen Reizen und „Bewegung" im Gleichgewichtsorgan würde bedeuten, dass das Gehirn ständig durcheinander käme. Doch die Antwort beim Blindenverband war eindeutig „seekrank", den Betreffenden ging es nur auf See schlecht.

Eine erneute Suche förderte jedoch ein Experiment zu Tage, das sich mit dem für das Boxen notwendigen Gleichgewicht befasste. Hierin kam man zu dem Schluss, an der Irritation des Gehirns seien mehr die Bewegungssensoren des Körpers (Proopriorezeptoren) und die Gleichgewichtsorgane in den Ohren beteiligt. Der Gesichtssinn spielte in diesem Experiment eine untergeordnete Rolle (30).

Damit war der Teil der Miss-Match-Theorie, der sich auf die Verarbeitung optischer Reize konzentriert, über Bord gegangen.

Feingewichtswaage

Nachdem durch die Seekrankheit die Gleichgewichtsfrage wieder aufgetaucht war, sah ich mir noch einmal die im Stammhirn entspringenden Nerven an.

Tatsächlich, das Stammhirn erhält über den VIII. Hirnnerv Meldungen aus dem Gleichgewichtsorgan. Über den Trigeminus, den V. Hirnnerv, steuert es den Unterkiefer, beziehungsweise die Kaumuskeln und über den XII. Hirnnerv die Zunge.

Was würde dabei herauskommen, wenn ich meine Erfahrungen mit dem ständigen Korrigieren des Kiefers (schwupps – Kiefer nach hinten und Zunge zurück) mit der Reflex-Steuerung des Stammhirns (wenn ich anderweitig beschäftigt bin, regelt es alleine) und einem intakten Gleichgewichtssinn zusammenbrächte?

Zuerst neigte ich meinen Kopf zur Seite. Ober- und Unterkiefer blieben einigermaßen aufeinander. Eigentlich hätte das nicht sein dürfen, denn die Schwerkraft hätte dafür sorgen müssen, dass der Unterkiefer, bei lockerem Gelenk und lockeren Muskeln, seitlich weiter nach unten gefallen wäre. Sobald mir dieser Umstand bewusst wurde, nahm ich die Muskelspannung zurück, und der Unterkiefer fiel tatsächlich etwas weiter ab.

Wenn ich bei dem Beinlängenunterschied keinen beweglichen Schultergürtel, Hals und Unterkiefer hätte, wie sähe dann die Körperhaltung aus?

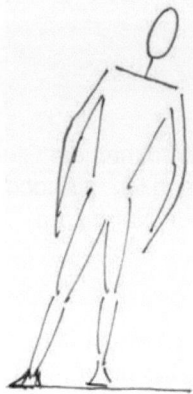

Es scheint, warum auch immer, wichtig zu sein, dass sich der Kopf in einer lotrechten Position befindet.

Die beidseitig intakten Gleichgewichtsorgane werden häufiger eine Positionsveränderung melden, als ein nur einseitig Funktionierendes.

Das Stammhirn, das nicht denkt, sondern handelt, bringt automatisch den Unterkiefer und die Zunge in die „richtige" Position. Wenn man, wie ich, nicht gerade steht, oder nicht gleichmäßig läuft, hat es hierdurch wesentlich mehr zu regeln. Seine Grundlast ist erhöht. Und selbst während einer Attacke richtet es den Kiefer immer wieder aus, denn die Steuerung läuft über Reflexe.

Diese Faktoren zusammen, ergeben eine Art „automatischer Feingewichtswaage", die selbständig, in jeder Situation (außer man steuert willentlich), das „Gegengewicht" auf die unbelastete Seite legt und den Unterkiefer auf diese Weise passend zur Achse der Kopfes positioniert.

Dass eine Feingewichtswaage bei dieser Dauerarbeit mehr Energie benötigt als eine Kartoffelsack-Waage, der bei fünfundzwanzig Kilo schwant, dass etwas schief sein könnte, war nicht abwegig.

Die Heißhungerattacken, von denen einige Migräniker befallen werden sollen, stünden in einem anderen Licht. Hier steht die Reservetank-Leuchte auf Dauerrot, denn der Nerventreibstoff geht zur Neige.

Heißhunger kannte ich nicht. Ich hatte etwas Anderes.

Laufende Medikamente

„Also Hähnchen!" „ Wieso das?" „Du siehst so aus, als bekämst Du Migräne!"

Da war etwas dran. Wann immer ich mich fragte, oder gefragt wurde, worauf ich während oder kurz vor einer Attacke Appetit hatte, kam wie von Geisterzunge: „... Hähnchen!"

Auf den Einkaufszettel für das Wochenende kam es also auch wieder.

Kurioserweise half dieses laufende Medikament auch noch nach über zwanzig Jahren. Dabei hatte ich pro Anfall nie die Dosis erhöhen müssen. Ich bekam stets den kleinen, knusprigen Teil des Flügels, ein Stück Brust und eine Extra-Portion Haut. Selbst in Phase drei eines Migräne-Anfalls verfehlte diese Dosis ihre Wirkung nicht. Hier bestand die Schwierigkeit darin, den Widerwillen gegen etwas Essbares zu überwinden. War das geschafft, linderte das „Hähnchen auf Rezept", die Übelkeit, milderte den Kopfschmerz, und ich konnte dem Abklingen der restlichen Symptome entgegenschlummern.

Vom Einkauf zurück, zog mein Mann unseren zukünftigen Braten, einen kapitalen Sechs-Pfünder aus dem Marktroller und strahlte mich an: „Guck mal, Clara! Klinikpackung!"

Es war an der Zeit, meine Essgewohnheiten unter die Lupe zu nehmen.

Als Erstes war natürlich Hähnchen an der Reihe:

100 Gramm enthalten die Hälfte des Tagesbedarfs an Vitamin B1, B2, Niacin (B3, Nicotinsäureamid, Nicotinsäure), sowie ein Viertel des Tagesbedarfs an B6.

Das war auffällig. Was konnte die Häufung von B-Vitaminen bewirken? (24, 25)

B1 ist unentbehrlich für die Funktionsfähigkeit des Nervensystems. Kohlenhydrate erhöhen den Bedarf, Fette senken ihn. Es ist an der Energiegewinnung aus Glukose beteiligt, woran das Gehirn den größten Bedarf hat. Es soll bei Seekranken die Beschwerden lindern.
Ein leichter Mangel bewirkt Appetitlosigkeit, Verdauungsstörungen und Müdigkeit. Ein schwerer Mangel bewirkt Schädigungen am Zentralnervensystem. Außerdem behindert ein Mangel die Magnesiumaufnahme.

B2 ist für den gesamten Stoffwechsel und für die Energiegewinnung von Bedeutung. Ein Mangel bewirkt Schädigungen an Augen, Haut und Schleimhäuten. Ein leichter Mangel äußert sich u.a. durch Risse in den Mundwinkeln. Bei Streß und Spannung ist der Bedarf erhöht, ebenso bei hohem Östrogenspiegel.

B3 (Niacin) kann vom Körper auch aus Tryptophan gebildet werden. Es wird zur Energiegewinnung benötigt. Mangelerscheinungen äußern sich in Störungen im Verdauungstrakt und im Nervensystem als Schlafstörungen, Müdigkeit, Schwindel und Kopfschmerzen. Zudem kann der Mangel schwere Hautveränderungen hervorrufen, genauso wie Depressionen und Verwirrungszustände. Bei Stress und Spannung ist der Bedarf erhöht.

B6 wird für den Aminosäurenstoffwechsel benötigt. Es ist u.a. an der Bildung von Niacin aus Tryptophan beteiligt. Der Bedarf steigt mit der Eiweißzufuhr. Ebenfalls erhöht wird der Bedarf durch Stress und Spannung, sowie durch die Einnahme von östrogenhaltigen und schmerzstillenden Mitteln. Es ist ein Baustein der Transmitterstoffe, die die Signalübertragung von Nervenzelle zu Nervenzelle ermöglichen.

Es soll gegen Seekrankheit helfen.
Ein schwerer Mangel verursacht nervöse Störungen und Haut-veränderungen, bei Säuglingen wurden epilepsieartige Krämpfe beobachtet. Ansonsten können als Mangelerscheinung Schwindel, Brechreiz und Erbrechen, Muskelveränderungen und prämenstruelle Beschwerden auftreten. Die Magnesiumaufnahme wird durch einen Mangel behindert.

Die anderen bevorzugten Lebensmittel enthielten ebenfalls viele der aufgeführten B-Vitamine, zusätzlich noch Folsäure, Pantothensäure und B12.

Im Laufe der Jahre hatte es sich herausgestellt, dass Gegrilltes oder Gebratenes wesentlich besser und schneller zum Erfolg führte als Gekochtes. Die B-Vitamine sind wasserlöslich. Kochen in Wasser verringert die Vitaminmenge, insbesondere, wenn man die Kochflüssigkeit nicht mitisst.

Es machte den Eindruck, als zeigte das Brat-Hähnchen nicht zufällig Wirkung. Wenn bei Migräne die Nerven Dauerfeuer senden, dann hatte ich wohl ausreichend Munition nachgeschoben.

Interessant war der Blick auf das Tryptophan.
Ein Eiweißbaustein, der auch im Fleisch enthalten ist. Aus ihm bildet der Körper sowohl Serotonin wie auch Niacin. Serotonin soll eine Minderung der Schmerzempfindlichkeit bewirken, es verengt die erweiterten Hirngefäße und hemmt so den Entzündungsprozess.

Ob ich mich nun vorrangig mit einer Extraportion Serotonin oder Niacin, oder beidem versorgt hatte, konnte ich nicht klären. Mein Stoffwechsel hatte jedenfalls daraus gemacht, was ich brauchte.

Der Vitamin-B-Komplex lässt sich als Nervennahrung bezeichnen. Der Bedarf ist bei Stress erhöht. Wird über die Nahrung kein Nachschub geliefert, kann eine Mangelsituation entstehen. Ein Mangel bewirkt Appetitlosigkeit und Übelkeit bis hin zum Erbrechen, was wiederum den Mangel verstärkt und wegen der erhöhten Nerventätigkeit gleichzeitig den Bedarf erhöht.

Das klingt zunächst irrwitzig, denn die Lösung des Problems steht sich selbst im Weg und die Abwärts-Spirale bekommt noch einmal richtig Schwung.

Doch von der Stress-Situation her betrachtet, ist die Appetit-losigkeit und der Widerwille gegen etwas Essbares durchaus sinnvoll. Als ich mir vorstellte, mein Mustermensch hätte auf der Flucht vor dem Tiger ans Essen gedacht, oder seinen knurrenden Magen weiter beachtet, wäre nicht er, sondern der Tiger satt geworden.

Der sicherste Weg in einer länger dauernden Stress-Situation nicht durch erreichbare Nahrung abgelenkt zu werden, ist, sie uninteressant bis eklig zu finden. Auf diese Weise wäre die volle Konzentration auf Flucht, Angriff oder Verteidigung möglich.

Die langsam und stetig steigende Übelkeit bei der Seekrankheit und während einer Migräne-Attacke scheint ebenfalls zum Notfall-Management zu gehören, das unser Überleben sichert.

Der Blick auf die Vitamine brachte noch zwei weitere Umstände ans Licht. Dass Frauen häufiger, insbesondere nach der Pubertät, an Migräne leiden, könnte auch mit dem Mehrbedarf an Vitamin B6+B2 zusammenhängen. Durch Östrogene wird der Bedarf erhöht. Zusammen mit längeren, kalorienreduzierten Diäten kann es bei einer, schon erhöhten Bedarfs-Situation noch eher zu Mangelerscheinungen kommen.

Bezieht man nun die erhöhte Hirnaktivität mit ein, sei es nun die Feingewichtswaage oder eine andere Ursache, ergibt sich ein Treibstoffmangel für die Nerven-Steuerung.

Die zweite Möglichkeit, eine Unterversorgung, mindestens an Vitamin B6 zu fördern, liegt an dem erhöhten Bedarf, der durch Schmerzmittel erzeugt werden kann.

Die zweitungünstigste Variante ist demnach:
Frau mit Migräne, diäterfahren, verhütet mit östrogenhaltiger Pille und nimmt Schmerzmittel gegen die Migräne.

Die ungünstigste Version, bezogen auf den Vitamin-Mangel, tritt, zum Glück für die meisten, seltener ein:
Diese Frau macht eine Seereise.

Zurück an Bord

Die Übereinstimmungen mit der Seekrankheit waren zu frappierend, als dass ich sie ganz außer Acht lassen wollte. Selbst wenn die Irritationen nicht zwischen Gleichgewichtssinn und optischer Wahrnehmung auftreten, sondern andere Sensoren eine Rolle spielen, blieb es ein Phänomen der Reizwahrnehmung. Zudem war es erstaunlich, dass zumindest nach meiner Recherche, auch noch das gleiche Vitamin helfen sollte wie bei der Migräne. Eins, das die Reizübertragung zwischen den Nervenzellen unterstützt, und das an der Umwandlung von Tryptophan in Serotonin beteiligt ist. Wo steckte hier die Gemeinsamkeit?

Die einzigen Hinweise waren das beidseitig intakte Gleichgewichtsorgan, die Annahme, bei den sinnlosen Brechorgien handele es sich um eine Art körpereigener Vergiftung und die Reizverarbeitung als Ursache. Aber der Migräniker spuckt nun mal nicht fortlaufend, während manch Seekranke schon die Tüte bereithalten sollen, sobald ein Schiff in Sicht ist.

Dass auch diese plötzliche Übelkeit ihre Ursache in einem Vitamin-Mangel haben könnte, der durch den Anblick eines Schiffes entstanden sein müsste, wollte mir nicht einleuchten.

Um der Angelegenheit etwas näher zu kommen, versuchte ich mich an Situationen zu erinnern, in denen ich selbst einen Anflug von Seekrankheit hatte verspüren können:

Während einer Überfahrt auf einer kleinen Nordseefähre balancierte ich zwei Kaffeetassen vom Imbiss unter Deck, wieder hinauf auf's Oberdeck.

Der Seegang war leicht und ich hatte keinerlei Schwierigkeiten. Plötzlich ging ein Ruck durch's Boot und ich erstarrte. Zwar nur für einen Sekundenbruchteil, doch der reichte aus, um mir zu zeigen, wo sich mein Magen – noch! – befand. Instinktiv startete ich ein Sofort-Beruhigungsprogramm, nach dem Motto:

„Das Schiff wird nicht untergehen, und wenn, sind wir nicht weit von der Küste. Das schaff' ich schwimmend!" Derart beschwichtigt, meldete sich auch mein Magen nicht wieder und ich konnte mich auf den Transport der Kaffeetassen konzentrieren, anfangs noch etwas staksig, aber ohne spürbare Beschwerden.
Während der restlichen Fahrt ruckte es noch einige Male, für mich jedoch folgenlos. Die Rückfahrt war etwas bewegter, aber auch hier hatte ich keine Beschwerden.

Die zweite Situation war ähnlich, wieder auf einer kleinen Nordseefähre, diesmal im Auto. Die Fähre legte ab und schwankte. Unser Auto schwankte auch, in entgegengesetzter Richtung. In diesem Moment hatte ich das Gefühl, der Sitz würde mir weggerissen, und ich war wieder für einen Moment starr: „Hallo Frühstück!" Doch dann dachte ich schon darüber nach, wie interessant es war, dass der Restdruck in der hydropneumatischen Federung unseres Autos noch ausreichte, diese Wipp-Bewegungen mehrmals ausführen zu können. Hierdurch wurde ich so abgelenkt, dass ich die Übelkeit einfach vergessen hatte. Bei der Rückfahrt wippte unser Auto wieder, doch das kannte ich schon, und mir wurde nicht mehr übel.

Diese beiden Situationen hatten eins gemeinsam: Das Auftreten eines unerwarteten Ereignisses und die physische Reaktion hierauf. Beide Male war es ein Schreck. Und es ist schon erschreckend, wenn ein normalerweise fester Boden unter den Füßen oder dem Allerwertesten zu schwanken beginnt.

Die normale Reaktion auf einen Schreck ist Starre (die Schrecksekunde). Man ist sprichwörtlich starr vor Schreck.
Starre konnte ich mir als Bewegungslosigkeit vorstellen, die über eine angespannte Muskulatur erreicht wird. Ich hielt es für möglich, dass unsere Bewegungssensoren, die Propriorezeptoren (30), welche sich im gesamten Körper befinden, „Starre" verzeichnen, während das Gleichgewichtsorgan zu Recht „Bewegung" meldet.

Ob wir erstarrt sind oder nicht, kümmert ein Boot herzlich wenig, wir werden weiter bewegt. Für mich war es mehr der Unterschied zwischen aktiv, selbst erzeugter Bewegung und dem unerwarteten Bewegtwerden. Dieser Unterschied kann, warum auch immer, Angst hervorrufen, auf die der Magen reflexartig reagiert.

Diese Kombination, Reflex und Brechen klang schon wieder nach Stammhirn. Und wenn sich das Stammhirn so massiv durchsetzte, klang das nach Notfall. Doch die Situation an Bord war kein wirklicher Notfall. Es musste mit der eigenen Steuerung etwas falsch gelaufen sein. Was falsch lief, war auf diesem Wege nicht herauszufinden.

Vorhang auf!

Ich änderte die Richtung. Statt weiter die Ursache für den Fehlschlag zu suchen, fragte ich mich, bei wem diese Steuerung funktionieren musste. Wer hat es mit extrem schwankenden Untergründen zu tun und braucht einen ausgesprochen intakten Gleichgewichtssinn? Und wem darf, trotz bester Vorraussetzungen für's Brechen, dabei keinesfalls übel werden?   Seiltänzern!

Für die Artisten wäre das lebensgefährlich, für die Zuschauer unangenehm, wenn jemand hoch oben, unter der Zirkuskuppel die Fische füttern wollte. Vielleicht gab es beim Zirkus Profi-Tips gegen die Seekrankheit.

Als ich beim Zirkus Krone anrief, stellte sich heraus, dass, nicht lange vor meinem Anruf, eine Journalistin des WDR aus einem ähnlichen Grund dort angefragt hatte. Ihr war es um den Zusammenhang zwischen Schwindel und Artistik gegangen. Weil Schwindel und Seekrankheit nicht so weit auseinander liegen, war die Antwort auch für mich interessant.

Sergei Borzov, Artist am fliegenden Trapez, vertrat in dem Interview die Ansicht, „Schwindel, der nicht krankheitsbedingt auftritt, sei eine Folge fehlender praktischer Übung und mangelnder Koordination."

Das war einleuchtend. Bei meinen kleinen Anflügen von Seekrankheit hatte ich ein unsicheres Gefühl gehabt. Durch Körperbeherrschung erlangt man zweifelsohne mehr Sicherheit. Allerdings ist der Artist dem Seekranken in doppelter Hinsicht im Vorteil.

Der Artist führt die unsichere Situation bewusst herbei. Es erfolgt eine langsame und planvolle Steigerung des Schwierigkeitsgrades. Jede Bewegung wird minutiös einstudiert. Jede Veränderung im Ablauf erfordert ein erneutes Training. Eine artistische Darbietung ist kein Zufallsprodukt, sondern das Ergebnis jahrelanger Arbeit.

Für das Stammhirn würde das bedeuten: Der Artist hat den grünen Bereich, in dem er alles auch willentlich steuern kann, in kleinen Schritten erweitert.

Der nächste Vorteil ist die volle Konzentration auf das, was er tut. Er steht nicht auf dem Seil und erledigt nebenbei noch die Buchführung für den Zirkus. Damit würde er seinem Stammhirn die alleinige Führung über sein Gleichgewicht überlassen.
Der Artist ist jedoch die ganze Zeit mit seinem Stammhirn in Kontakt. Aufgrund seiner Erfahrung spürt er, wann er den grünen Bereich verlassen würde und kann gegensteuern. Auf See sieht die Angelegenheit schon etwas anders aus.

Die Zwischenfälle sind nicht planbar und man hatte keine Gelegenheit die Situation zu üben. Ob der Mensch Windstärke zwei oder acht zu meistern hat, ist keine Frage des persönlichen Trainings. Der grüne Bereich für das Stammhirn wird nicht langsam in kleinen Schritten erweitert, sondern die Grenze zum Rot wird ohne Vorwarnung übertreten. Zudem ist man an Bord an anderen Dingen interessiert. Das Balancieren erfolgt nebenbei. Man ist anderweitig beschäftigt und überlässt es seinem Stammhirn, das Gleichgewicht zu regeln.

Hält das Stammhirn eine Situation für einen Notfall, greift es ein, und man ist zusätzlich von der eigenen Reaktion überrascht.

Die Gelegenheiten, in denen ich meinen Magen spürte, waren ähnlich. Zu dem äußeren Ereignis kam die Verwunderung über die, objektiv betrachtet, viel zu heftige physische Reaktion. Glücklicherweise hatte ich nach der Schrecksekunde Zeit gehabt, mich zu beruhigen, mich abzulenken oder die Ursache des Zwischenfalls herauszufinden.

Das einmalige Rucken oder Wippen war nicht als Notfall ge-
speichert worden. Damit hatte ich meinen grünen Bereich erweitern können.

Immerhin hatte mein Ausflug zum Zirkus für mehr Verständnis
gesorgt. Ich konnte nun besser nachvollziehen, warum bei besonders waghalsigen Darbietungen um absolute Ruhe gebeten
wird. Der Artist wird sich dicht an der Grenze zum roten Bereich
befinden. Jede Kleinigkeit könnte ihn ablenken und damit den
bewussten Kontakt zum Stammhirn unterbinden und ihn vom
Seil holen.

Wenn Unsicherheit und mangelnde Körperbeherrschung bei
der Seekrankheit und vielleicht auch bei der Migräne eine Rolle
spielen könnten, stellte sich die Frage: Wodurch wirkt der Artist
eigentlich so sicher?

Vorstellungs-Sachen

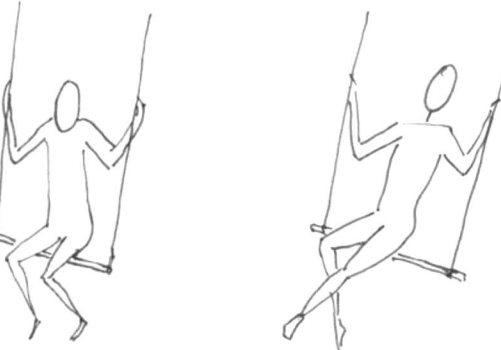

Bei welchem der beiden Artisten würde ich vermuten, dass er,
nach mehrfachem Salto, sicher an den Armen seines Fängers
landen würde?

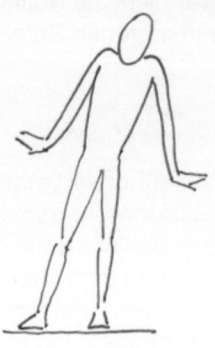
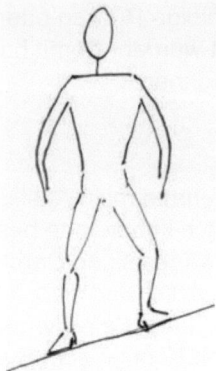

Bei welchem der beiden würde ich vermuten, er sei seekrank?

Offenbar ordnete ich bestimmte Eigenschaften einer Körperhaltung zu, wenn ich sie bei anderen, oder bei einer Zeichnung wahrnahm. Ich ging also davon aus, dass demjenigen so war, wie er aussah, weil ein bestimmtes Gefühl die passende Körperhaltung hervorruft. Ging das auch andersherum? Konnte ich meine Stimmung durch die Änderung der Körperhaltung unmittelbar beeinflussen?

Ich setzte mich in einer Trauerkloß-Haltung hin. Die Schultern schön hochgezogen, den Rücken rund, den Hals leicht vorgestreckt und den Blick nach unten, atmete ich fünf bis sechs mal ausgiebig über die Schultern (bloß nicht die entspannte Bauchatmung!).

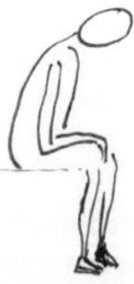

Nun wollte ich folgenden Satz sagen, und zwar nicht so dahin geplappert, sondern voller Überzeugung: „Es geht mir ausgezeichnet!" Spätestens bei „aus" ging das Gepruste los. Es passte einfach nicht.

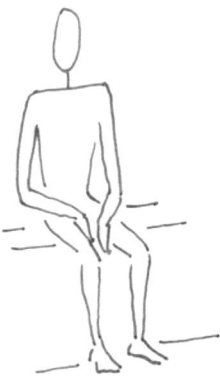

Der umgekehrte Fall war genauso. Bei aufrechter Körperhaltung und geraden Schultern, geradem Nacken, den Blick geradeaus, atmete ich wieder circa sechs mal, allerdings über die entspannte Bauchatmung. Nun wollte ich mit der gleichen Überzeugung sagen: „Ich fühle mich hunde-elend." Hier kam ich nur bis „hund" ohne zu lachen.

Die beiden anderen Situationen, in denen die Haltung zum Satz passte, klappten indes ohne Gelächter. Hier stimmten Haltung und Gefühl überein.

Könnte es möglich sein, sich über die Körperhaltung in eine Situation zu manövrieren, aus der man nicht ohne weiteres wieder herauskommt?

Dass die Körperhaltung nicht nur bei der Migräne, sondern auch bei der Seekrankheit eine Rolle spielen könnte, lag schon in der Luft.

Ob auch Körperhaltung und Übelkeit näher beieinander lagen als bisher angenommen, dafür gab es keinen wirklichen Anhaltspunkt. Vielleicht ließ sich bei den Seglern noch etwas finden, nach dem Motto „Spuck-Tips vom Profi". Und in der Tat, es gab einen: Nur nicht mit leerem Magen in eine Brechorgie starten!

Das kannte ich.

Wasserspiele

Eine Szene aus meinem Migräne-Alltag tauchte auf: „Was willst Du denn mit der Wasserflasche?", fragte mein Mann irritiert. Da ich es auf dem Weg ins Bad notgedrungen eilig hatte, blieb nur Zeit für eine knappe Antwort: „Nachladen!"

Irgendwann hatte ich es einfach leid gehabt, trocken zu würgen. Das tat unnötig weh, und wenn es sich schon nicht vermeiden ließ, dann wenigstens so angenehm wie möglich.

Trotzdem war ich irritiert, als der Brechreiz danach weg war.

Mein Verstand sagte mir, dass es Blödsinn wäre, erst Wasser zu schlucken, um sich kurz darauf in eine Fontäne zu verwandeln. Aber es wirkte, und ich wusste nicht warum. Lediglich, dass wieder das Stammhirn seine Hand im Spiel hatte, war klar.

Um zu verstehen, was ich da anstellte, rollte ich den Springbrunnen vom Prinzip her auf.

A war der Ist-Wert, nämlich Magen voll (z.B. verdorbenem Essen),

B war der Soll-Wert, Magen leer (verdorbenes Essen raus, Gift weg).

Um von A nach B zu kommen, hatte ich einen Vorgang: Brechen.

Woran könnte mein Stammhirn erkennen, dass der Vorgang erfolgreich abgeschlossen wurde? Am schnellsten und einfachsten durch den Unterschied zwischen A und B.

Die Blutdruckregelung ist ähnlich konzipiert.

Die schnelle Regulierung über die Pressorezeptoren funktioniert durch die Messung der Gefäß-Spannung. Schlaffe Gefäßwände bedeuten „niedriger Druck", feste Gefäßwände „hoher Druck". Im „Schlund-Eingeweide-Bereich" existieren ebenfalls Messfühler dieser Art, die mechanischen Rezeptoren (31).

Die Arterien und der Magen haben die gleiche Art Außenhülle: Glatte Muskeln. In ihrer Form sind sie sich ähnlich. Die einen sind mehr Gartenschläuche, der Magen ist ein eher dickerer Schlauch, also Beutel.

„Warum", spekulierte ich, „soll nicht auch beim Beutel funktionieren, was sich beim Gartenschlauch, entwicklungs-geschichtlich, bewährt hatte?"

Seine Erfolgskontrolle, ob das Gift raus ist, hätte das Stammhirn demnach durch die Feststellung eines Spannungsunterschiedes in der Magenwand. Voller Magen wäre „praller Beutel", leerer Magen wäre „schlaffer Beutel". Der Vorteil dieser Methode läge in der Schnelligkeit, mit der ein neuer Messwert zur Verfügung stünde. Bei einer Vergiftung wäre Trödeln lebensgefährlich.

Was aber passiert, wenn es zwischen Zustand A und B keinen Unterschied gibt?

Wenn A Magen voll bedeutet und B auch, dann ist der Vorgang nicht erfolgreich abgeschlossen, und es wird weiter „vorgegangen", bis ein Erfolg erzielt wurde. Solange noch etwas im Magen war, ist das sinnvoll, damit verlässt auch das letzte bisschen Gift den Beutel.

Hat man wegen der Übelkeit nichts gegessen, ist der Magen leer. Bei Übelkeit „kennt" das Stammhirn nur eine Möglichkeit. Es handelt sich um eine Vergiftung. Die muss raus!

Welchen Unterschied soll es registrieren, wenn der Magen nach dem Brechen genauso leer ist wie vorher? Keinen. Und solange es keinen Unterschied gibt, war der Vorgang nicht erfolgreich abgeschlossen, und es wird weiter ...

Instinktiv hatte ich mit dem „Nachladen" eine sinnlose Brechattacke in eine sinnvolle Aktion verwandelt, jedenfalls, was die Erfolgsmeldung an mein Stammhirn anging.

Eine Geschichte wollte mir jedoch nicht aus dem Kopf. Anfangs war ich eher zufällig mit Migräne in meine Versuchs-Sandalen geschlüpft, und die Kopfschmerzen und die Übelkeit waren binnen weniger Minuten verschwunden.

Wenn beide Theorien, bezüglich der Migräne und der Seekrankheit, von einer Art körpereigenen Vergiftung ausgehen, wie konnte die dadurch abklingen, dass ich die Schuhe und die Haltung wechselte? Es war zwar irgendwie absurd; doch was wäre, wenn hierin gar kein Widerspruch läge?

An diesem Punkt steckte ich wieder fest, bis eines Tages, völlig unvermittelt, eine Szene aus dem Erinnerungs-Archiv vorbeiflackerte.

Schweinchen an der Borke

„Huch, das war aber komisch?!" Aus irgendeinem Grund war ich beim Schließen der Schreibschrank-Klappe an den Schlüssel gekommen. Ich war noch klein und der Schlüssel geriet an eine Stelle meines Schlüsselbeines. Das war nicht nur komisch, sondern auch angenehm. Denn der Muskel, der sich dort befindet, war damals schon verspannt.

Ich begann, diesen Schrank anderweitig zu nutzen. Vornübergebeugt zu stehen, war auch schon unangenehm. Also stellte ich mich mit dem Rücken an die Klappe. Der Schlüssel passte immer noch. Außerdem hatte es den Vorteil, nun auch den Kopf anlehnen zu können. Der Oberkörper war völlig entspannt. Die Bewegung kam aus den Beinen. So stand ich, wann immer ich spürte, dass dieser Muskel sich bemerkbar machte, oder mir flau wurde, wie ein Schweinchen an der Borke und wetzte den wunden Punkt.

Zu meinem Pech wuchs der Schrank nicht mit. Irgendwann passte der Schlüssel nicht mehr an die richtige Stelle und ich rutschte ab. Es ging ein Flirren von der Stelle bis in den Magen, und ich hatte Mühe noch rechtzeitig ins Bad zu kommen.

Rückblickend hatte ich einen Weg gefunden, den vorderen Kopfwender-Muskel zu massieren, ohne ihn dabei benutzen zu müssen. Bequem konnte ich den Druck, den ich ausüben wollte, selbst bestimmen und austarieren.

Als ich abgerutscht bin, musste ich einen Nerv getroffen haben. Dieses Flirren sprach dafür. Die enorme Übelkeit, die blitzartig einsetzte, sprach, aus heutiger Sicht, für einen Reflex.

Um welchen Muskel es ging, war klar; aber welchen Nerv hatte ich erwischt?

Der Vagus war es nicht, ich war weiter außen, in Richtung Schulter abgerutscht.

Also durchsuchte ich nochmal die „dichte Packung" Hals (3).

In unmittelbarer Nähe zum Kopfwender-Muskel befindet sich der Phrenicus-Nerv. Er verläuft auf einem tiefer liegenden Muskel, welcher den Hals dreht und neigt, und an der Atmung beteiligt ist.

Der Nerv gehört zum Halsnerven-Geflecht, das, zusätzlich zum XI. Hirn-Nerv, den Kopfwender-Muskel mitsteuert. Der Phrenicus steuert und meldet die Bewegungen des Zwerchfells, das sowohl beim Atmen wie beim Brechen eine Rolle spielt.
Der Kopfwendermuskel wird als Atem-Hilfsmuskel bezeichnet und ist an der Notatmung beteiligt.

In diesem Moment schwirrten mir meine Puzzle-Teile um die Ohren. Also griff ich zum Nächstliegenden: Die Notatmung.

Sie tritt ein, wenn die entspannte Zwerchfell-Atmung (Bauchatmung) nicht möglich ist. Das ist unter anderem bei einer Atemlähmung oder bei Atemnot der Fall. Die Atmung erfolgt dann über ein Heben und Senken des Schultergürtels, bei flachen Atemzügen. Diese Notatmung tritt auch bei einer Vergiftung durch atmungslähmende Stoffe auf (35, 36).

Als ich diese Einzelteile mit der Körperhaltung, dem Notfallmanager Stammhirn und dem Brech- und Atemzentrum zusammenbrachte, wurde die Sache langsam rund:

Durch die Fehlhaltung hatte ich eine Schulter ohnehin mehr angezogen als die andere. Der Beginn einer Attacke war auch für mich eine zusätzliche Belastung. Bei Schmerz zieht man durch die Anspannung des Kopfwenders die Schultern hoch, ein Reflex, gesteuert vom Stammhirn. Durch das Hochziehen der Schultern atmete ich verstärkt in der Notatmung, was die Halsmuskeln weiter belastete. Die leicht vornübergebeugte Haltung trug ihren Teil zur Verhärtung der Muskeln bei, und sie „knautschte" mein Zwerchfell zusammen.

Nun spielten zwei Nerven zusammen. Der Phrenicus, als Teil des Halsgeflechtes, meldete: „Keine entspannte Zwerchfell-Atmung mehr", und über den XI. Hirnnerv und das Halsgeflecht wurde bereits „notgeatmet". Das konnte nur bedeuten: „Störfall in der Atmung!"

Im Zweifelsfall war Gift im Spiel. Das musste raus!

Nun wurde mir klar, wie ich mich durch das Schuhe-Wechseln hatte entgiften können.

Die gerade Haltung ohne vorgeneigten Kopf „entknitterte" mein Zwerchfell, und bewirkte ein Umschalten auf Zwerchfell-Atmung. Dadurch zog ich die Schultern nicht mehr bei jedem Atemzug hoch. Die Muskeln konnten sich etwas entspannen.

Die Notatmung war abgestellt, der Störfall in der Atmung beseitigt. Der Druck in der Magengegend, der sich beim Atmen mit vorgeneigtem, eingesunkenem Oberkörper einstellen kann, war verschwunden.

Ich vermute, dass dieser Druck die Reaktion der mechanischen Rezeptoren im Magenbereich verstärkt.
Das könnte dem Stammhirn einen „vollen Beutel" vorgaukeln, den es in einer Vergiftungssituation zu leeren gilt. Gemeinsam mit der fehlenden Meldung eines Unterschiedes im Spannungszustand des Magens, entsteht die nächste Endlosschleife.

Nachdem ich den Zusammenhang von Körperhaltung, Notatmung und Übelkeit bei meiner Migräne hatte herstellen können, fand ich über diese Schiene weitere Hinweise. Zum Beispiel wird in Pflegeheimen diesem Zusammenhang Rechnung getragen. Durch bewusstes Atmen kann die Übelkeit und der Brechreiz, an dem Patienten leiden, gemindert werden (32).

Auch in der Migräne-Therapie wird empfohlen, sobald die ersten Anzeichen auftreten, die Anspannung zurückzunehmen und tief einzuatmen (1).

Bei der Seekrankheit wurde ebenfalls erwähnt, dass Entspannung hilft. Wenn die Körperhaltung auch hier an der vermuteten körpereigenen Vergiftung beteiligt sein könnte, stellte sich die Frage: „Wie kommt das Gift an Bord?"

Vergiftete Planken

Die Körperhaltung, in der ich mir den „Seekranken" vorgestellt hatte, entsprach meiner mit den angezogenen Schultern.

Damit könnte man schon den „Störfall in der Atmung" herbeiführen. Merkwürdig war jedoch der Umstand, dass es gerade diejenigen besonders heftig erwischt, deren Gleichgewichtsorgan eigentlich besser funktioniert, und dass es Menschen gibt, denen schon beim Anblick eines Bootes schlecht wird. Das spricht für eine besonders starke Vergiftung, und die Schnelligkeit der Reaktion spricht für einen Reflex.

Zufällig hatte ich einen BBC-Beitrag (34) gesehen, in dem über ein Experiment mit Wölfen berichtet wurde. Man hatte sie mit vergifteten Schafen gefüttert. Das Gift bewirkte „lediglich" eine enorme Übelkeit. Danach gaben die Wölfe beim bloßen Anblick eines Schafes Fersengeld, anderes Fressen bereitete kein Unbehagen.

Derjenige, der beim Anblick eines Bootes seine Tüte auspackt, musste also das Boot für ein Gift halten, das ihm schon einmal schlecht bekommen war.

Welche Gifte wirken wie ein Boot? Gifte, die Schwindel verursachen und uns taumeln lassen (37).

Mein Muster-Mensch war fällig für eine Seereise:

Er befindet sich an Deck, die See ist ruhig. Er wähnt sich in Sicherheit und läuft herum.

Eine Welle war etwas größer als die anderen. Das gleichmäßige Schaukeln, das er eindeutig als ungefährlich eingestuft hatte, wurde unterbrochen. Er erschrickt. Die Schultern waren kurz oben, die Atmung hatte wie bei einem „Hicks" kurz ausgesetzt. Seine Beine waren staksig.

Hat er jetzt Zeit, sich zu entspannen, wird wahrscheinlich nichts passieren. Er schwankt einmal kurz, mit leichter Zeit-Verzögerung zur Welle, und die Sache ist erledigt. Im besten Fall hat er sogar seinen grünen Bereich erweitert. Kommt die nächste Welle, bevor er sich entspannt hat, wird's gemein. Weil er vor Schreck noch starr ist, ähnelt er mehr einer Stange.

Seine Bewegungsrezeptoren melden beispielsweise „Waden stramm". Das ist die Bewegung, die er selbst, aktiv ausübt. Doch das Boot bewegt sich weiter, nur können die staksigen Beine die Bewegung des Bootes nicht ausgleichen. Das sensible Gleichgewichtsorgan meldet, zu Recht, weiter „Bewegung". Denn die Stange schwankt wie das Boot. Und die größte Pendelbewegung wird im Kopf registriert.

Jedoch schwankt die Stange gegen ihren Willen. Das ist vergleichbar mit einer Vergiftungs-Situation, in der man willentlich eine Bewegung ausführt oder ausführen möchte, aber gegen seinen Willen zu taumeln beginnt.

Weil der Mensch, schon seit der ersten großen Welle, Stress hatte, waren seine Schultern oben und er dadurch in einer Notatmung. Für den Notfall-Manager Stammhirn sieht die Kombination „Taumel und Notatmung" nach schwerer oder fortgeschrittener Vergiftung aus.

Ein baldiger Zusammenbruch droht, also: „Schleunigst raus damit!"

Für diese Verbindung zwischen Bewegungsrezeptoren, Gleichgewichts-Sinn und Notfall-Management brauchte der Mustermensch nicht notwendigerweise sehen zu können.

Allein durch den Widerspruch zwischen aktiver, willentlicher Bewegung und ungewolltem Bewegtwerden ohne erkennbare äußere Ursache für das Stammhirn, registriert es Anzeichen einer Vergiftung, wie Taumeln und Schwindel.
Welcher Sinn die unfreiwillige Bewegung meldet, scheint zweitrangig. In diesen Mechanismus „Eigenbewegung – Bewegtwerden" passt der Umstand, dass ein reisekranker Mensch als Beifahrer leidet, als Fahrer eines Autos jedoch ohne Beschwerden bleibt. Sämtliche Sinneseindrücke sind identisch, bis auf das Wissen, als Fahrer Verursacher der Bewegung zu sein (29).
Der Tip der Segler, sich vorzubeten: „Es ist das Boot, das sich bewegt! Es ist das ...", scheint mehr als nur eine Kuriosität zu sein. Auch meine Anflüge von Seekrankheit waren verflogen, als ich, außer mich zu entspannen, den „Schuldigen" für die unerwartete Bewegung dingfest gemacht hatte. Dass Beschwerden bereits bei vergleichsweise harmlosen äußeren Einflüssen auftreten können, wird von der individuellen Ausstattung der Gleichgewichtsorgane abhängen.

Eine Feingewichtswaage wird geringere Unterschiede zwischen ihrer aktiven Eigenbewegung und der des Bootes registrieren. Gerät sie hierdurch in Stress, und verkrampft sich, dann treten die Vergiftungserscheinungen, wie Taumeln und Notatmung, schon bei kleinen Abweichungen auf. Es trifft sie früher und ungleich härter.

So peinlich die Seekrankheit für den Menschen sein mag, auch sie scheint in unser Notfall-Management zu gehören. Aus der Sicht unseres Stamm-Hirns besteht kein Zweifel an einer Vergiftung, also handelt es! Und derjenige, der das Gift möglichst früh wieder los wird, im Zweifelsfall einmal zuviel als zuwenig, hat die besseren Überlebenschancen.

Die Übelkeit bei der Migräne und der Seekrankheit kann sich zunächst zweigleisig entwickeln. Einerseits als Reflex auf die Anzeichen einer Vergiftung, wie Taumeln, Schwindel oder Notatmung, andererseits durch den Mangel an Serotonin und B-Vitaminen, deren Bedarf in einer Stress-Situation erhöht ist.

Ab einem gewissen Punkt lässt sich die eine Situation nicht mehr von der anderen abgrenzen. Ob man zuerst einen Übelkeits-Reflex hatte, und dadurch in Stress gerät, oder ob man durch den Stress eher mit einem Brechreflex reagiert, die Folge ist in beiden Fällen gleich: Die Regelungsmechanismen verstärken sich gegenseitig.

Kinderprogramm

Die Migräne bei einigen Kindern, die sich mehr durch Übelkeit als durch Kopfschmerzen äußert, ähnelt der Seekrankheit in verblüffender Weise.

Als Kind und Jugendliche war mir häufig aus heiterem Himmel speiübel, ich hatte Bauch- und Magenschmerzen, Konzentrations- und Wahrnehmungsstörungen, dazu war ich blass und häufig so müde, dass ich problemlos überall hätte einschlafen können. Machmal hing ich sogar Tage und Wochen über der Reeling. Die charakteristischen Kopfschmerzen kamen erst später.

Meine Halsmuskeln waren jedoch damals schon verspannt.

Ich vermute, dass hier vorrangig der Mechanismus „Muskelverspannung – Notatmung – Entgiftung" zum Tragen gekommen ist. Die Blässe und die Müdigkeit sprechen, aus heutiger Sicht, für einen Blutdruckabfall, was bedeuten könnte, dass auch eine kurzfristige Überanspannung der Muskulatur in der Lage wäre, die Blutdruckregulierung über die Pressorezeptoren einzuleiten.

Die permanente, leichte Unterversorgung durch die Einengung der Halsgefäße und die darauffolgende, schmerzhafte Gefäßerweiterung bei einer Attacke, nach zusätzlicher Belastung, könnten zu diesem Zeitpunkt eine noch untergeordnete Rolle gespielt haben. Zusätzlich kann schon ein Vitamin- und Serotoninmangel aufgetreten sein, der ebenfalls für Übelkeit gesorgt hat.

Normale Waagen

Mein Blick hatte sich beim Lesen der Informationen über die Seekrankheit an einem Satz verhakt. Dort stand, die Seekrankheit lässt bei einigen im Alter nach. Das könnte, angenommen, die Verbindung „Migräne – Seekrankheit" stimmt, der Grund sein, warum bei einigen Männern und Frauen die Migräne im Alter verschwindet. Man geht davon aus, dass das Gleichgewichtsorgan mit den Jahren degeneriert, oder verkalkt.

Wenn das Gleichgewichtsorgan durch den Alterungsprozess nicht mehr so gut funktioniert, hat die Feingewichtswaage keine Notwendigkeit mehr, ständig nachzuregeln. Dadurch müssen weniger Reize aus dem Gleichgewichtsorgan verarbeitet werden, die Grundlast und der Energiebedarf sinken wieder. Die Halsmuskeln werden ebenfalls weniger beansprucht, was zu einer geringeren Härte der Muskulatur führen kann. Damit entfällt der Auslöser für eine Attacke.

Aus der Feingewichts-Waage ist eine normale Waage geworden.

Nach Vorlage

Ein Punkt war noch offen. Ich hatte in den Informationen gelesen, dass Schwangere häufiger an der Seekrankheit leiden sollen. Das widerspricht dem Umstand, dass sie weniger an Migräne leiden.
Vielleicht spielt hier die Körperhaltung eine Rolle. Mit einem Schwangerschaftsbauch ist, durch die Schwerpunktverschiebung und die Hohlkreuzhaltung, ein Balancieren ungleich schwerer. Zudem sollen Schwangere empfindlicher auf Nahrungsmittel, und damit auch auf mögliche Gifte reagieren. Sie würden demnach das vermeintliche Gift eher registrieren und loswerden.

Damit waren alle gesammelten Teile verbraucht.

Die Informationen und meine eigenen Erfahrungen, entsprechend meiner Gedankenspiele, neu zusammengelegt, ergaben für die Migräne folgendes Bild:

Um Migräne zu bekommen, sind zwei Vorraussetzungen nötig:
1. Eine einseitig belastende Körperhaltung
2. Ein beidseitig gut funktionierendes bis intaktes Gleichgewichtsorgan.

Das Stammhirn erhält und verarbeitet mehr Reize aus dem Gleichgewichtsorgan, hierdurch ist auch der Trigeminus-Nerv aktiver, er steuert die Kaumuskulatur und positioniert den Unterkiefer.

Das läuft, als Reflex, unbemerkt ab. Die „Grundlast" des Stammhirns ist erhöht. In dem Maße, wie sich die Grundlast erhöht, steigt der Energiebedarf des Gehirns.

Die einseitig belastende Körperhaltung beansprucht die innere und äußere Halsmuskulatur. Das fortwährende Ausrichten des Unterkiefers trägt zusätzlich zur Muskelanspannung bei. Eine entspannte Atmung wird durch die belasteten Hals- und Schultermuskeln erschwert und durch die eingesunkene Haltung weiter behindert.

Kommt nun eine weitere Beanspruchung der Halsmuskulatur hinzu, wie z.B. Stress oder Überanstrengung, treten die ersten Anzeichen, wie Übelkeit, auf. Das beginnt entweder als Reflex auf die Körperhaltung oder durch den Mangel an Vitaminen und Serotonin.

Nach mehreren Jahren sind die Muskeln so verhärtet, dass sie in der Lage sind, die Hals-Gefäße ständig einzuengen.

Durch die leichte Unterversorgung gerät das Gehirn in den Zustand einer erhöhten Reizwahrnehmung. Das verstärkt den Regelungsaufwand und den Energiebedarf weiter.

Wird eine Hals-Arterie zu sehr eingeengt, kompensiert die Autoregulation des Gehirns die auftretenden Blutdruckschwankungen aus dem Gesamtsystem. Einer Unterversorgung einzelner Bereiche wird durch die bedarfs-gerechte Autoregulation (neurovaskuläre Kopplung) entgegengewirkt.

Auch die Seekrankheit folgt einem ähnlichen Prinzip: Das Gleichgewichtsorgan hat auf See mehr zu leisten. Der Bedarf an B-Vitaminen und Serotonin ist erhöht. Kommt eine angespannte Körperhaltung hinzu, wäre es möglich, dass die Blutdruckregulierung durch die Pressorezeptoren die Symptome wie Blässe und Gähnen hervorruft. Der Stress erhöht sich, die Reizwahrnehmung ist gesteigert, ebenso der Regelungsaufwand.

Die Übelkeit kann als Reflex auf die Anzeichen einer vermeintlichen Vergiftung, oder als Folge eines Vitamin-Mangels beginnen. Wird aus Sorge vor einer Brechattacke nichts gegessen, gerät das Gehirn weiter in den Zustand einer Mangelversorgung, bei gleichzeitig erhöhtem Bedarf.

Vermutlich entstehen die Kopfschmerzen bei der Seekrankheit ebenfalls durch eine Erweiterung der Gefäße, um die beanspruchten Regionen des Gehirns ausreichend zu versorgen.

Die Fehlleistung des Stammhirns besteht in der Annahme, bei einem unwillentlichen Taumeln, Schwindel oder der Notatmung, müsse es sich zwangsläufig um eine Vergiftung handeln.

Sämtliche Regelungs-Mechanismen, bei der Migräne und der Seekrankheit, gehören zum Notfall-Management und damit zur Grundausstattung eines Menschen.

Lediglich das Zusammentreffen zweier Faktoren macht hieraus eine, sich selbst verstärkende Abwärtsspirale.

AUF DEM RÜCKZUG

Alles für den Hals

Gleichgewicht finden

Dazu stieg ich auf die Waage und notierte mein Gewicht. Als
Nächstes musste ein Buch in der genau gleichen Höhe wie die
der Waage her. Zum Schutz in Folie gesteckt, wurde es neben
der Waage platziert. Um mein Messergebnis möglichst unvor-
eingenommen zu gewinnen, stieg ich, Kopf hoch, auf Buch und
Waage. Sobald sich das gewohnte Standgefühl eingestellt hatte,
schloss ich die Augen und senkte den Kopf. Erst dann riskierte
ich einen Blick auf die Skala.

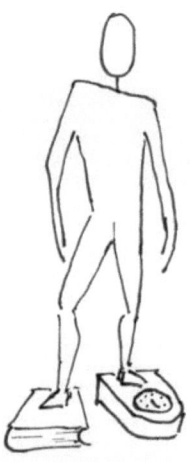

Pendeln

Einen locker sitzenden Gürtel umgebunden, die Schnur mit dem
Lot auf halber Schienbeinhöhe, ging ich einige Schritte. Das
Pendel schlug deutlich ungleichmäßig aus.

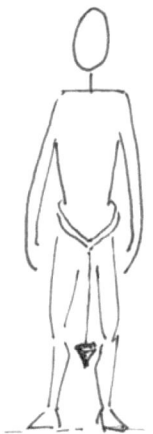

Waage mit Lot

Hierfür stellte ich mich hüftbreit auf ein Blatt Papier. Nachdem ich die Fußumrisse nachgezeichnet hatte, maß ich die Mitte zwischen den Ferseninnenseiten und zog dort einen Strich. Mit dem Lot am Gürtel, stellte ich mich auf die Fußspuren und markierte die Position des Lotes. Dies war meine normale Standlinie. In der Mitte war sie nicht.

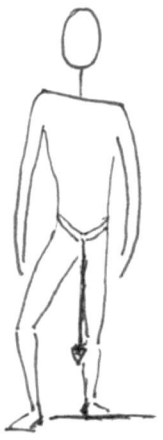

Dieses Blatt legte ich nun auf Waage und Buch.

Das Gleichgewicht war erreicht, als das Pendel über der Mittellinie war und beide Seiten je die Hälfte des Körpergewichts trugen.

Beinlängenunterschied ausgleichen

Da es sich bei meiner Fehlhaltung eindeutig um einen Beinlängenunterschied handelte, konnte ich ein Gleichgewicht über das Unterlegen von Plättchen erreichen. Andere Ursachen, wie ein Beckenschiefstand, wären auf diese Weise wahrscheinlich nicht auszugleichen gewesen.

Ahoi!

Wenn die Seekrankheit ebenfalls eine Frage des Gleichgewichts und der Körperhaltung ist, warum sollte man nicht trainieren, sein Gleichgewicht zu halten?

Wichtig scheint zu sein, dass man sich nicht in eine staksige Stange verwandelt, sondern die Schwankungen mit den Beinen ausgleicht und den Oberkörper dabei ruhig hält. Dafür eignen sich Wippen oder Wipp-Teller.

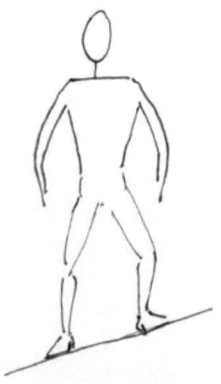

Wer nun noch einen Menschen hinter sich hat, der unverhofft die Wippe anstößt, und damit einen unerwarteten Gleichgewichtszwischenfall provoziert, ist der Situation auf einem Boot schon etwas näher.

Auf diese Weise kann man an Bord auf ein geübtes Verhalten zurückgreifen und braucht nicht bei Windstärke zehn darüber zu sinnieren, wie man das Gleichgewicht halten könnte.

Die andere Schiene ist die innere Beruhigung: „Es ist kein Gift, es ist das Boot. Es ist kein ...”

Jeder Anflug von Seekrankheit bedeutet: Das Stammhirn und der Gleichgewichtssinn arbeiten vorschriftsmäßig!

Voller Stolz auf diese beiden Prachtexemplare darf man ruhig tief durchatmen (Schultern runter!).

Kleine Alltagshilfen

Ich durchforstete meine Umgebung nach hals-unfreundlichen Möbeln, Gegenständen und Tätigkeiten. Die meisten Sitzmöbel ließen mich entweder im Rasiersitz hocken, oder ich musste den Kopf nach vorne recken.

Also hieß es:„Kissen anschaffen!”, um so in eine aufrechte Sitzhaltung zu kommen.

Armlehnen waren mir häufig so hoch, dass meine Schultern stets angezogen waren. Hier wirkte auch ein Kissen Wunder.

Arbeitsplattenhöhen habe ich so eingerichtet, dass ich ohne angezogene Schultern daran arbeiten kann. Wenn ich sehen will, was ich gerade tue, recke ich den Hals nicht vor, sondern gucke locker nach unten. Dazu ist es allerdings nötig, nicht zu weit von der Platte entfernt zu stehen oder zu sitzen. Sonst geriete ich doch wieder in Schräglage.

Im Anfang habe ich es vermieden, mit ausgestreckten Armen und vorgerecktem Kopf, etwas aus Schränken oder dergleichem herauszuholen. Wann immer es möglich war, ersetzte ich das durch ein „Kannst Du mir mal bitte ...?!".

Das Treppensteigen ging nicht auf den Hals, wenn ich nicht auf die Stufen sehen musste.

Beim Kofferpacken kamen die Koffer auf einen Tisch. Dadurch entfiel das unangenehme Vorbeugen.

Murmelspiel

Hierzu setzte ich mich in gerader Körperhaltung auf einen Hocker. Mein Mann stand direkt hinter mir, eine Hand an meiner Stirn, die andere an meinem Hinterkopf. Wenn ich nun den Kopf ganz leicht nach vorn neigte, musste ich den Kopf nicht mehr selbst tragen. Die Halsmuskeln entspannten sich auf diese Weise schnell und angenehm. Weil ich die Neigerichtung variieren konnte, hatte ich eine Rund-um-Hals-Entspannung. Die Hände des „Trägers" mussten natürlich mitwandern.

Während einer akuten Attacke war diese Methode nicht geeignet. Aber zwischendurch war sie herrlich. Auch Menschen ohne Migräne können diese Art der Entspannung genießen ...

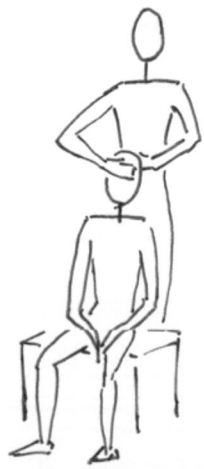

War niemand da, dem ich meinen Kopf hätte andrehen können, tat es auch eine dicke Rolle aus Handtüchern, an die ich den Kopf lehnen konnte.

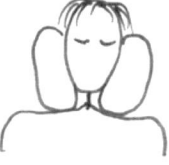 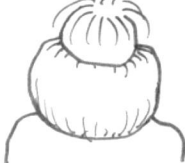

Interessanterweise verfolgte ich Jahre später einen Bericht über einen Schiffsaufbau, der die Seekrankheit verhindern könnte. In der Abmoderation wurde erwähnt, dass die englischen Könige des Mittelalters Diener hatten, die den gekrönten Häuptern auf einer Seereise den Kopf hielten. So sollen sie die Seekrankheit vermieden haben (39). Was zunächst nur nach einer Anekdote klingt, entpuppt sich bei genauerer Betrachtung als „Austricksen" des Stammhirns. An sich hätten die Gehirne der Könige doppelt irritiert sein müssen, denn sie hatten die Bewegungen des Bootes, die fehlende Eigenbewegung und noch dazu die ausgleichende Bewegung ihrer Diener zu verarbeiten.

Doch das Halten des Kopfes zu delegieren, hatte Vorteile. Die Halsmuskeln blieben entspannt. Vor allem war für das Stammhirn eine eindeutige Ursache der Bewegung erkennbar. Die Berührung des Kopfes landet als Nervenimpuls im Stammhirn (15). Der Urheber der Berührung war bekannt. Der Lakai war an dem Geschaukel schuld, und damit war das Taumeln „ungiftig". Es ist denkbar, dass die mittelalterlichen Könige zwar faul, aber durchaus erfinderisch waren.

Gummi-Nudeln

Diese Gummi-Nudeln (lange Schaumstoff-Rollen aus dem Schwimmbad) eignen sich hervorragend für ein ganz entspanntes Dahin-Dümpeln im Wasser. Zwei von denen folgendermaßen umgelegt, bewirkten, dass ich gerade, auf dem Rücken, im Wasser lag und den Kopf nicht halten musste. Lediglich die Bauchmuskeln brauchten etwas Spannung, damit ich nicht im Wasser stand.

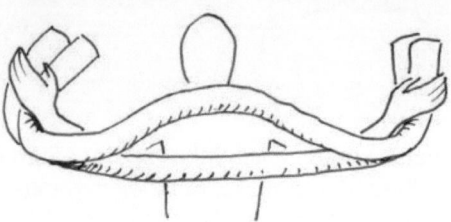

Feingewichts-Waagen-Entspannung

Ich hatte nie Schwierigkeiten mich zu entspannen, bis auf die Halsmuskeln.

Nachdem ich bemerkt hatte, dass mein Stammhirn immer noch an meinem Kiefer werkelte, während ich schon längst Ruhe haben wollte, wechselte ich die Methode.

Es brachte nämlich überhaupt nichts, diesem alters-starrsinnigen Hirnteil mit Argumenten zu kommen, wie „Du musst Dich entspannen!" Kaum passte ich nicht auf, machte es, was es immer gemacht hatte, den Kiefer positionieren.

Um zu erreichen, dass dieses Positionieren weniger wurde, abgesehen von der Körperhaltungsänderung, nutzte ich die Informationen aus dem Gleichgewichtsorgan. Das meldet zuverlässige Werte über die Kopfposition. Neigte ich den Kopf zur Seite, kam die Logik ins Spiel. Ich fragte mich, wo, den Gesetzen der Schwerkraft zufolge, jetzt Kiefer und Zunge landen müssten. Und schon legte mein Stammhirn automatisch beides an den „richtigen" Platz. Jetzt durfte es wieder werkeln, nur die Regeln hatten sich geändert, das Gegenhalten entfiel.

Entspannung während einer Attacke

Das funktionierte im Prinzip ähnlich. Nur macht es einem im Liegen die Kopfform schwer.

Liegt man auf der Seite, knautscht die eine Schulter zusammen, was den Muskeln nicht bekommt. Liegt man auf dem Rücken, muss das Ei ruhig liegen können. Doch jede kleinste Bewegung führt wieder zum reflexhaften Nachregeln des Kiefers, denn der Gleichgewichts-Sinn kann nicht völlig und dauerhaft abgeschaltet werden. Also war auch hier die Logik gefragt.

Ich baute einen Kissenturm neben dem Kopf auf, so dass ich, bei leicht geneigtem Kopf, die Wange gegen die Kissen lehnen konnte. Dadurch brauchte ich den Kopf nicht selbst in der Position zu halten. Als nächstes kam wieder die Geschichte mit der Schwerkraft dran.

Als das beim ersten mal nicht klappte, wurde eben alles bewusst dort hingelegt, wo es hingehörte. Der Entspannungseffekt war enorm.

In diesem Zusammenhang hatte es mich irritiert, dass einige Migräniker Entspannungsübungen, wie das autogene Training, als unangenehm bis beängstigend empfinden. Wenn Entspannung das Mittel der Wahl ist, hätte es diese negativen Empfindungen nicht geben dürfen. Ich fragte mich also: „Wie wirken reine Entspannungsübungen, zum Beispiel auf die Gefäße?"

Entspannung und Beruhigung werden über den Parasympathikus geregelt. Damit ist der Vagus-Nerv aktiv, der die Gefäßwand-Erschlaffung steuert. Solange die Körperhaltung unverändert ist und die Halsmuskeln weiter beansprucht sind, hat man die Vorraussetzungen für die nächste Attacke geschaffen und seine Situation damit keinesfalls verbessert.

Die andere Möglichkeit, autogenes Training als beklemmend wahrzunehmen, ist der Zusammenhang zwischen Körperhaltung und Atemtechnik. Wer tief über die Schultern einatmet, verstärkt nur die Notatmung und erreicht genau das Gegenteil von dem, was er eigentlich wollte. Von Entspannung kann in diesem Fall kaum die Rede sein.

Wenn beide Möglichkeiten auch noch zusammentreffen, ist es verständlich, dass derjenige einen großen Bogen um Entspannungsübungen macht.

Trotzdem hilft Entspannung, wenn man hierbei die Halsmuskeln entlastet und sich auf die Bauch- oder Zwerchfellatmung konzentriert.

Tägliche Halspflege

Das anfängliche, ausgeprägte Hätscheln meiner Halsmuskeln sah folgendermaßen aus:

Morgens vor dem Aufstehen fühlen, ob der Hals zu kalt ist. Wenn ja, aufwärmen.

Nach dem Duschen, wegen der Verdunstungskälte, zuerst den Hals abtrocknen, oder Handtuch umlegen.

Den Hals wie Muskelkater behandeln, warm halten und nicht überanstrengen. Möglichst lockere Bewegungen ausführen.

Beim Haare-Bürsten oder Kämmen, vornüberbeugen, aber den Kopf nicht vorrecken, sondern locker baumeln lassen.

Immer mal wieder fühlen, ob der Hals kalt wird. Wenn ja, durch Tuch oder Schal aufwärmen. Ich hatte ohnehin eine Vorliebe für Rollkragen, Schals und Tücher entwickelt, nun setzte ich sie bewusst ein. Anfangs trug ich auch an wärmeren Tagen leichte Halstücher, um eine Muskelverspannung durch Verdunstungskälte zu vermeiden.

Futterstoffe

Die Anschaffung einer kleinen Nährwert-Tabelle hatte sich ausgezahlt.

Nun wählte ich bewusst Lebensmittel, die reich an B-Vitaminen waren und solche, die ausreichend Magnesium enthielten, weil ein Mangel an Magnesium den Vitamin-B-Bedarf erhöht.

Beim Mineralwasser achtete ich auf einen hohen Magnesiumanteil ab 100 mg/l und einen geringen Kohlensäureanteil.

Falls doch noch ein entkrampfender Tee nötig war, habe ich ihn nur mit der Hälfte an Wasser aufgegossen, und die andere Hälfte durch Mineralwasser ersetzt.

Orangensaft habe ich ebenfalls mit Mineralwasser aufgefüllt. Auf diese Weise verschob sich das Kalium-Magnesium-Verhältnis zu Gunsten des Magnesiums. Außerdem war die Säure reduziert.

Ansonsten achtete ich auf eine ausreichende Zufuhr von Vitamin C, das sich positiv auf die Elastizität der Gefäße auswirken soll. Der Bedarf ist bei Stress ebenfalls erhöht.

Gabelakrobatik

Zugegeben, bei Seekrankheit oder einer Migräne-Attacke zu essen, ist gewöhnungsbedürftig.

Außerdem erschweren die Reaktionen unter Stress die Nahrungsverwertung. Das Serotonin, das in einer Stress-Situation für die Reflexe verbraucht wurde, steht nicht mehr für die Darmbewegungen zur Verfügung. Was schon gegessen wurde, bleibt wie ein Stein liegen. Derjenige, dessen Sympathikus aktiv ist, der vom Typ „Schreien und Laufen", hat in diesem Fall das Nachsehen. In seinem Bauch herrscht Funkstille, weil der Sympathikus für eine Abschaltung der Verdauung gesorgt hat. Hier ist der Stress-Typ „Zittern und Umfallen" überlegen. Der Parasympathikus sorgt für ein Anschieben der Verdauung, einschließlich Harn- und Stuhldrang (41). Zwar wird auch dieser Typ sein Serotonin verpulvert haben, doch was er an Nahrung zu sich nimmt, wird verdaut. Dem Stress-Typ „Schreien und Laufen" müsste Entspannung helfen können, seine Verdauung wieder in Gang zu bringen.

Abgesehen von den stressbedingten Reaktionen und der Übelkeit als Mangelerscheinung, kann schon die Befürchtung, man würde ohnehin seinen Magen wieder auf links ziehen, den Gedanken ans Essen verleiden.

Am besten wäre es, man könnte den Bissen am Stammhirn vorbei, in den Magen schmuggeln. Leider funktioniert das nicht, denn die Kaumuskeln und der Schluckreflex werden von dort gesteuert.

Zum Glück hatte ich früh bemerkt, dass es mir besser bekommt, während einer Attacke zu essen, als darauf zu verzichten. Wer das nicht gewohnt ist, kann getrost bei den Artisten abgucken. Sie nutzen den Umstand, dass man alle Funktionen des Stammhirns auch bewusst ausüben kann, solange man den grünen Bereich nicht verlässt. Den erweitern sie, indem sie den Schwierigkeitsgrad kontinuierlich erhöhen.

Also muss man sein Hirn-Fossil in Sicherheit wiegen: Zunächst in aufrechter Haltung sitzen. Schultern locker lassen und tief in den Bauch atmen. Leicht vornübergebeugt, mit vorgerecktem Kopf den Mund aufzumachen, hieße, in diesem Moment schon 'mal die natürliche Brech-Position einzunehmen. Das Essen würde schlagartig die gewünschte Richtung ändern!

Kleinste Bissen, zur Not mit einer Kuchengabel oder einem Teelöffel „einfahren". Bewusst kauen, und sich dabei einreden, man wolle gar nicht schlucken. Der Bissen wird durch die Angleichung an die Körpertemperatur kaum noch spürbar.

Wenn die Speise fast nicht mehr auffällt, bewusst schlucken.

Falls das Gefühl entstehen sollte, der Bissen kann nicht runter, weil er nicht unten bleiben würde, willentlich spucken und nicht auf den Reflex warten.

In diesem Fall gilt es ganz besonders, nichts mit Gewalt zu erzwingen, sondern sich mit Geduld und Ausdauer daran zu gewöhnen.

Sobald man zum ersten Mal festgestellt hat, dass es einem danach besser geht, wird es wesentlich leichter.

Sinnesbrei

Abgesehen vom Essen, verhielt ich mich während einer Attacke auch sonst anders, als ich es von Leidensgenossen kannte.

Die meisten verkriechen sich wohl in einen abgedunkelten, stillen Raum.

Seltsamerweise habe ich Stille, und vor allem Dunkelheit gemieden. Wenn das Klopfen im Kopf und die Übelkeit nach einer Mahlzeit nachließen und ich zum Schlafen in einen dunklen, stillen Raum ging, waren die Kopfschmerzen nach kurzer Zeit wieder da; und zwar noch schlimmer als zuvor.

Ich hatte vermutet, dass ich mich durch die Stille und die Dunkelheit zu sehr auf meine missliche Lage konzentrierte und sie so verstärkte. Doch es war ganz anders. Es hing mit dem Essen zusammen. Das Hähnchen enthält Tryptophan, aus dem der Körper Serotonin herstellt, was die Gefäße wieder verengt.

Serotonin ist unser „Tageshormon". Aus ihm stellt die Zirbeldrüse (Epiphyse), nach einigen Zwischenschritten, Melatonin her (38). Dieses Melatonin ist unser „Nachthormon".

Die Zirbeldrüse schaltet bei Helligkeit auf Serotonin und bei Dunkelheit auf Melatonin. Aber sie braucht im Verhältnis mehr Serotonin um hieraus Melatonin herzustellen.

Damit hatte mir die Melatoninproduktion in der Dunkelheit das Serotonin stibitzt, und meine Gefäße gingen leer aus. Sobald ich jedoch wieder in einem helleren Raum lag, wurden die Kopfschmerzen nach wenigen Minuten geringer.

Erhält man seine Serotoninproduktion über die Nahrung aufrecht, oder kurbelt sie wieder an, ist Dunkelheit nicht zu empfehlen.

Zum gedämpften Licht kam eine leise Geräuschkulisse, die mich tatsächlich vom inneren Klopfen ablenkte. Außerdem ließen sich überraschende und laute Geräusche unter diesen Klangbrei mischen, so dass ich, zum Beispiel eine knallende Tür einfach ignorieren konnte. Ein Erschrecken hätte hochgezogene Schultern bedeutet, und das hatte ich vermeiden wollen.

Der Blick auf die Zirbeldrüse hatte noch einen weiteren Zusammenhang ans Licht gebracht, den zwischen der Migräne am Ausschlaftag und dem Melatonin-Serotonin-Stoffwechsel.
Die Attacken durch die, unter der Decke hervorgestreckten, ausgekühlten Halsmuskeln, hatte ich durch „Aufwärmen" abwenden können. Trotzdem wurde auch mir an Wochenenden manchmal „mulmig". Zwar bekam ich, mit einem Schal um den Hals, keinen kompletten Anfall mehr, aber ich war kurz davor. Wenn ich möglichst bald eine Kleinigkeit gegessen und getrunken hatte, ging es mir wieder besser und ich konnte mich noch einmal „umdrehen". Diesen Rat, aufstehen – frühstücken – weiterschlafen, fand ich später wieder (1).

Dieser kleine Kniff packt die Ausschlafmigräne an ihrer Stoffwechselwurzel. Denn nimmt man eine gewohnte Schlafdauer als Maßstab für einen migränefreien Morgen, dann hat der Serotoninvorrat für die übliche Melatoninproduktion während der Nacht gereicht. Wird die normale Schlafdauer überschritten, ist für das Melatonin deutlich mehr Serotonin als sonst verbraucht worden. Das fehlt nun den Hirn-Gefäßen, die sich daraufhin erweitern können.

Das empfohlende Frühstück deckt also den Mehrbedarf an Serotonin, der durch die verlängerte Schlafdauer entsteht.

Keine Haut mehr

Vielleicht kann man sich an den ersten Migräne-Anfall erinnern, eventuell auch an eine besonders quälende Attacke. Aber wie würde sich der letzte Anfall zu erkennen geben? Um es vorweg zu nehmen: Gar nicht!

Meine Migräne verabschiedete sich unspektakulär. Genauer gesagt, ich hatte einige letzte Anfälle. Meilensteine auf diesem Weg waren jedoch drei Situationen:

Die erste, die sofortige Reduzierung der Anfälle von täglich auf circa zwei-wöchentlich, nur durch die Korrektur der Haltung. Die zweite, die Reduzierung auf die Monats-Migräne, durch intensives Hätscheln meiner Halsmuskeln und die letzte war eine migräne-freie Zeit von über vier Wochen.

Danach gab es immer mal wieder kleinere, weniger ausgeprägte Attacken, die kürzer waren, ohne Brechattacken abliefen und bei denen die Abgeschlagenheit am nächsten Tag ausblieb.

Auffallend war nur, die Migräne ging wie sie gekommen war.

Ich entwickelte mich offenbar wieder zurück. Die Attacken wurden weniger, dafür lief die Migräne quasi im Kinderprogramm ab. Ich war wieder müde und manchmal war mir auch aus heiterem Himmel schlecht. Doch in dem Maße, wie die Halsmuskeln weicher wurden, ließen auch diese Beschwerden nach.

Was sich zuvor negativ für mich verstärkt hatte, beeinflusste sich nun in positiver Weise. Aus der Abwärts- war eine Aufwärts-Spirale geworden.

Zu meinem großen Glück hatte ich nie Angst vor meiner Migräne oder bin in Erwartung des nächsten Anfalls erstarrt. Vielmehr befand ich mich in einem paradoxen Stadium zwischen dulden und nicht hinnehmen wollen. Wenn es mich dann doch erwischt hatte, wollte ich es mir wenigstens so angenehm wie möglich machen.

Man könnte sagen, das Motto war:

Es reicht, dass es mir schlecht geht, doch davon muss ich mir nicht den Tag verderben lassen!

Wenn man aber über dreißig Jahre Migräne hatte, ist es ein schmaler Grat auf dem man wandelt. Einerseits bestünde womöglich die Gefahr, sich in seinem Elend häuslich einzurichten oder aber einen aussichtslosen Kampf beginnen zu wollen.

Beides war einfach nicht mein Ding. Anfangs wollte ich bloß meine komische Körperhaltung korrigieren. Selbst wenn dies keine Auswirkungen auf die Migräne gehabt hätte, geschadet hätte es mir auch nicht. Ich bin der Überzeugung, dass ich dabei nicht verlieren, sondern nur gewinnen konnte.

Vielleicht war es diese Gelassenheit, die mich nicht verzweifelt nach einem Ausweg suchen ließ, sondern es mir gestattete, mich meinen Attacken neugierig und fast schon spielerisch zu nähern. Der Satz: „Mal sehen, was dann passiert!", lag mir häufig auf der Zunge.

Dass ich mit meiner Migräne relativ gelassen umgehen konnte, lag auch an den Menschen in meiner direkten Umgebung.

Menschen, die über fünfzehn oder gar zwanzig Jahre meine Migränean- und ausfälle mitgetragen haben. Die Absagen einfach hingenommen haben, um die Verabredung tatsächlich später nachzuholen. Die immer Getränke und Speisen in Reserve hatten, falls doch mal eine Attacke unverhofft kam, und ich nicht alles hätte essen können. Die selbst in einer Neujahrsnacht unverdrossen aufgestanden sind und Tee gekocht haben, oder zu jeder Tages- und Nachtzeit auf Hähnchenjagd gingen, die Umwege gefahren sind, damit ich nicht zu laufen brauchte.
Die ohne Vorwürfe einfach Rücksicht genommen haben.

All diese kleinen und größeren Gesten haben die akuten Attacken gelindert und mir haben sie einfach gut getan. Denn ich stand nie unter dem Druck, nun endlich mit der Migräne fertig werden zu müssen.

Und so beiläufig, wie ich das erste Teil des Migräne-Puzzles gefunden hatte, wurde die Angelegenheit zu den Akten gelegt.

Nach längerer Abstinenz gab es Hähnchen, nicht auf Rezept, sondern einfach nur so. Messer und Gabel startklar, erwartete ich mein Flügelchen, ein Stück Brust und die angestammte Extra-Portion Haut.

Flügel und Brust wurden geliefert, aber keine Haut.

Ich sendete ausgesprochen ermunternde Blicke. Mein Mann schmunzelte nur: „Nö, die ess' ich selbst gern'! Und Dir geht's doch besser!"

Ganz so einfach wollte ich mich nicht damit abfinden und änderte die Taktik: „Prophylaxe ...??"

Es half nichts! Dieses rehbraune, duftende, knusprige, letzte Stückchen Haut verschwand.

Wir schluckten beide, er mit Haut, ich ohne.

Ich war zwar nicht in diese Richtung gestartet,
angekommen bin ich trotzdem.

Quellenverzeichnis

B: bedeutet Buch
gesucht wurde über http://www.metager.de
▷ ( ) bedeutet unter den Stichworten in der Klammer wurde
   gesucht
▷ bei Adresse bedeutet, weiterklicken oder suchen unter

1   B: Prof.Dr.H.Göbel, „Kursbuch Migräne"

2   GlaxoSmithKline ▷ Migräne

3   www.sportmed-prof.com/anatomieframe.htm
    www.anatomie-online.com ▷ Der Mensch ▷ Anatomie ▷
       Übersicht ▷ Hals
    www.der-kleine-hoffleith.de/anatomie/Hals.pdf

4   http://archiv.ub.uni-marburg.de/diss/
       z2002/0081/pdf/dhub.pdf
    www.uni-tuebingen.de/pharmazie/pics/studium/
       pharmakologie.pdf
    www.sport-training.de ▷ Wissenschaft ▷ Skripte ▷
       Sportwissenschaft 2 2.3.2 Blutdruckregulierung
       von Markus Klein u. Michael Fröhlich

5   B: Brockhaus Biologie ▷ Blutdruck

6   Mausarm: NDR-Sendung Visite v. 27.05.03 ▷
    www.ndr.de/tv

7   ▷ (Berufsgenossenschaft Weißfinger-Krankheit)

8   www.drk-gundelsheim.de/Downloads/kreislauf.PDF

9   www.transmit.de/zentrum.cfm?N=54

10   ▷ (neurovaskuläre Kopplung) (cerebrale Autoregulation)

11   www.forum-alpinum.ch/ams.htm

12   B: Der Körper des Menschen, Thieme

13 http://home.t-online.de/home/
christoph7.de/2002/krimi1.html

14 ▷ (Stammhirn Struktur) (Hirnstamm Struktur)

15 http://www.ims.uni-stuttgart.de/phonetik/joerg/sug/
hirnnerven.html
Kopfdreher, -wender = musculus sternocleidomastoideus

16 http://flexicon.doccheck.com ▷ Formatio reticularis ▷
Aktivitätszentrum (ARAS oder RAS)

17 www.medizinpublizist.de/seiten/Ophthalmologie.htm

18 B: Frederic Vester, „Phänomen Streß" ▷ Steinzeit-Streß
▷ Stresstypen

19 www.medizinfo.com/sportmedizin/muskeln/muskel
kater.shtml

20 www.ndr.de/tv/visite/archiv/20041027_html

21 www.medizinfo.de ▷ Schwangerschaftsbeschwerden

22 www.uni-koeln.de/ew-fak/For_ges/gesundheit ▷
Menstruationsbeschwerden

23 B: P. u. I. Schönfelder, „Der Kosmos Heilpflanzenführer"

24 B: GU Kompass Nährwerte

25 ▷ (Vitamin B)

26 http://staff-www.uni-marburg.de/~semihirn/psychpharm/
Coffein.htm

27 http://pharm1.pharmazie.uni-greifswald.de/systematik/
ergaenz/migraene.htm

28 www.med.uni-magdeburg.de/~cschulz/lectures/
neuroendocrinology/appetit/sld012.htm
www.netdoktor.at/laborwerte/fakten/hormone/serotonin.htm
www.3sat.de/nano/glossar/serotonin.html
www.neuroscript.com/index.htm?http://www.neuroscript.com/
seite121.htm&inhalt.htm
www.msd.de/gesundheit/gesu_migr/kran/ursa05.html

29 //home.arcor.de/roberto.roth/Seekrank.html
www.medicine-worldwide.de ▷ Seekrankheit Kinetosen
www.rolange.de ▷ Segelfragen

30 http://archives.arte-tv.com/hebdo/archimed/20000307/
dtext/sujet7.html
▷ (Propriorezeptoren)

31 www.mediacalforum.ch/pdf_d/2001-01/2001-01-297.pdf

32 http://gewalt-in-pflegeberufen.de/modules.php?name=
News&file=article&sid=23 ▷ (Atmung und Brechen)
v. Christof Amrhein

33 www.wdr.de/tv ▷ Ratgeber ▷ Rundum gesund ▷ Archiv
▷ 10.07.03 (Sendedatum)

34 Sendung VOX, BBC, „Die Macht der Sinne" vom 29.09.03

35 www.killas.org/html/atmung.html

36 www.lung.ch ▷ Atmung

37 ▷ (Atemlähmung Atemzentrum Benommenheit Schwindel)
www.gifte.de

38 www.stud.uni-wuppertal/de/~ya0023/phys_psy/
hormone.htm

39 NDR-TV-Sendung Markt vom 07.06.04

40 ng.fhherfurth.de/magnesium.html

41 www.phoenix-arzneimittel.de/xthema15.html

Haftungshinweis: Trotz sorgfältiger inhaltlicher Kontrolle übernehme ich keine Haftung für die Inhalte der Internet-Seiten und ihre externen Links. Für den Inhalt der Seiten und deren Links sind ausschließlich deren Betreiber verantwortlich.

Abbildungen

Die Zeichnungen wurden erstellt von
Hilde Bruns, Dipl.-Illustr., Hamburg